Inhalt

Vorwort   3

Die Wechseljahre – Ein Überblick   4

Wie die Pille die Wechseljahre beeinflussen kann   9

Die Wechseljahre – ein Erfahrungsbericht   10

Wie Sie mit möglichst wenig Beschwerden durch das Klimakterium kommen   19

Hitzewallungen   20

Vaginale Trockenheit   23

Schlafstörungen   26

Unregelmäßige Blutungen   29

Kopfschmerzen   30

Wann kann eine Hormonersatztherapie sinnvoll sein?   31

Was Ihnen jetzt sonst noch gut tun kann   33

Sport   34

Psychische Beschwerden – wenn die Seele im Wandel ist   35

Was Sie jetzt tun sollten   38

Glücksnahrung – wie die richtige Ernährung durch die Wechseljahre hilft   43

Allgemeine Ernährungsempfehlungen   45

Welche Nahrungsmittel jetzt besonders glücklich machen   47

Zum Schluss   54

33 Rezepte die glücklich machen können!   56

Das braune Gold – Gesund schlemmen mit Schokolade   57

Darf`s ein bisschen scharf sein – Chili – Der Glücklichmacher   64

Esst mehr Vollkorn – Kernige Rezepte für den Alltag   71

Rezepte mit Nüssen – Gesunde Fette für Zwischendurch   78

Ingwer und Kurkuma – Zwei Power-Wurzeln 88

Rezepte mit grünem Tee / Matcha 102

Hopfen und Malz – Gott erhalts – Tolles mit Bier! 109

Tolle Rezepte mit Fisch – Die Eiweißbombe 118

Tolle Rezepte mit Soja – Vegan/Vegetarisch 125

BONUSREZEPT: Aroma-Kokosöl 136

Tagebuch „Meine Wechseljahre" 139

Ihr Tagebuch für die Zeit des Wandels 142

Weiterführende Literatur und Produktempfehlungen 186

Feedback 190

Haftungsausschluss 191

Affiliate Link Hinweis 193

Impressum 194

Quellenverzeichnis 195

Vorwort

Die Wechseljahre – für viele eher ein gefürchteter Begriff. In der westlichen Kultur wird das Einsetzen des Klimakteriums oftmals als ein negatives gewertet. Zwar freut sich manche Frau, dass die Regelblutung nun langsam verschwindet, aber man hört ja auch von all den körperlichen Beschwerden, die einen in diesen Jahren erwarten – keine Zeit, der man entgegenblickt.

Dabei ist die Menopause aber weder ein offizieller Stempel dafür, dass frau nun alt ist, noch ist sie eine Krankheit. In vielen anderen Kulturen gelten Frauen in und nach dieser Phase als besonders weise und bekommen viel Achtung geschenkt.

Die Wechseljahre können anstrengend sein, müssen aber nicht zu problematischen Jahren werden, vor denen sie sich fürchten. Dieser Ratgeber hilft Ihnen dabei, sämtliche Phasen dieses Wandels näher kennenzulernen, zu verstehen und zu wissen, was Sie erwarten kann – auch die Dinge, über die seltener gesprochen wird. Vor allem soll er Ihnen dabei helfen, besser mit Symptomen umzugehen, Heilmittel zur Linderung von Beschwerden zu finden und eine positive Einstellung zu dieser natürlichen Zeit zu entwickeln.

Die Wechseljahre – Ein Überblick

Wann Sie mit der Menopause rechnen müssen und wie lange sie andauert

Tatsächlich sind die Wechseljahre nicht einfach ein bestimmter Zeitraum, sondern vier Phasen mit unterschiedlichen Merkmalen. Ob man sich schon in einer solchen Phase befindet, ist dabei nicht immer einwandfrei erkennbar. Wenn Sie Symptome der Menopause erfahren, so bedeutet das außerdem noch längst nicht, dass Ihre Fruchtbarkeitsphase komplett abgeschlossen ist.

Im Durchschnitt erstrecken sich diese Phasen der Wechseljahre über zehn bis fünfzehn Jahre hinweg, was aber nicht bedeuten muss, dass Sie durchwegs unter den prominentesten Beschwerden zu leiden haben. Sehen wir uns die einzelnen Phasen des Klimakteriums einmal näher an.

Prämenopause

Die erste Phase der Wechseljahre setzt bei Frauen im Alter von 38 bis 45 Jahren ein. Wen es früh ereilt, der muss deswegen aber noch nicht fürchten, dass die Zeit des Kinderkriegens endgültig vorbei ist. Wirklich biologisch unmöglich wird das erst nach der zweiten Phase der Wechseljahre. In der Prämenopause kann weiterhin eine Schwangerschaft entstehen. Der Eisprung findet jedoch nicht mehr regelmäßig jeden Monat statt.

Der Körper schränkt die Produktion weiblicher Sexualhormone in diesem Zeitraum allmählich ein. Davon ist vor allem das Hormon Progesteron, eine Art der Gelbkörperhormone (Gestagene) betroffen. Dieses wird in den Eierstöcken gebildet. Da der Eisprung nicht mehr regelmäßig stattfindet, entsteht im Körper ein Mangel an Progesteron. Östrogen dagegen ist immer noch in derselben Menge vorhanden, denn der Abbau dessen findet erst nach der Prämenopause statt. Genau genommen dominiert das Östrogen jetzt da weniger Progesteron vorhanden ist.

Die Prämenopause ist ein schleichender Prozess und manche Frauen bekommen wenig bis gar nichts davon mit. Ihre Regelblutung könnte in dieser Zeit schwächer ausfallen oder unregelmäßig auftreten, es ist aber auch möglich, dass sie weiterhin wie gewohnt auftritt. Zwischenblutungen können ebenfalls in Erscheinung treten und sind als Teil des Klimakteriums kein Grund zur Sorge, dennoch ist ein Besuch beim Arzt ratsam, um sicher zu gehen, dass die Blutung dort ihren Ursprung hat.

Möglicherweise verspüren Sie hin und wieder ein Spannungsgefühl in den Brüsten, können schlechter ein- und durchschlafen. Bei manchen Frauen kommt es zu Stimmungsschwankungen.

Perimenopause

Diese Phase beginnt 1 – 2 Jahre vor der eigentlichen Menopause, endet aber ca. 1 Jahr nach ihr. Im Durchschnitt beginnt sie bei Frauen im Alter von 48 – 55 Jahren. Sie markiert den eigentlichen Übergang.

Zwischenblutungen treten hier oftmals häufiger auf, auch postkoitale Blutungen sind keine Seltenheit. Viele Frauen verunsichert das zunächst und ein Besuch beim Gynäkologen ist ratsam, um sicherzustellen, dass die Blutung in Folge der Perimenopause auftritt und keine Krankheit oder Verletzung zugrunde liegt. In dieser Zeit nimmt nun allmählich auch der Östrogenspiegel ab. Selbst während dieser Phase können Frauen noch schwanger werden, die Fruchtbarkeit ist jedoch im Sinken begriffen. Die Verhütung sollten Sie dennoch nicht einfach weglassen.

Während der Perimenopause können zusätzlich zu Schlafstörungen und Stimmungsschwankungen Hitzewallungen, Kopfschmerzen und Müdigkeit auftreten. Viele Frauen berichten auch von einem aufgeblähten Gefühl.

Beim Sex muss man nun ein wenig aufpassen, denn die Schleimhäute der Vagina werden jetzt trockener, sodass sie auch bei sexueller Erregung nicht immer ausreichend feucht wird. Oftmals werden sie auch dünner und empfindlicher, sodass schneller Verletzungen entstehen können.

Auch in der Blase und den Harnwegen sind die Schleimhäute nicht mehr so funktionsfähig wie früher, was zu Blasenschwäche sowie Infektionen dort führen kann.

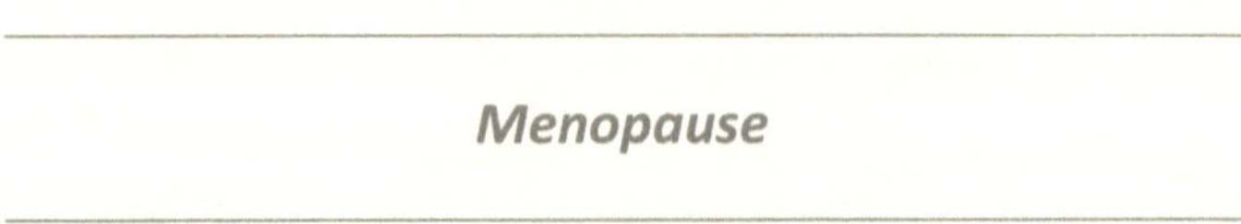

Menopause

Menopause hat sich zwar als Synonym für Wechseljahre und Klimakterium etabliert, medizinisch genau genommen bezieht sich dieser Begriff aber eigentlich auf die letzte Regelblutung, die eine Frau erlebt. Nur weiß man vorher nicht, wann dieser sein wird. Erst nach 12 Monaten ohne Blutung kann man davon ausgehen, dass es die letzte war.

Postmenopause

Die Postmenopause ist dann eingetreten, wenn die Frau seit über einem Jahr keine Regelblutung mehr erlebt hat. Die Zeit der Fruchtbarkeit ist nun beendet, die Eierstöcke sind nicht länger aktiv. Das Durchschnittsalter für diese letzte Phase liegt bei 51 - 52 Jahren. Leider kehrt mit der Postmenopause noch nicht gleich wieder Ruhe ein. Einige Symptome verschwinden, doch der Körper muss sich noch ein wenig einpendeln. Das Risiko für Osteoporose kann in dieser Zeit ansteigen – wenn durch Erbgut und Fälle in der Familie Verdacht auf allgemeines Risiko besteht, bitte frühzeitig beim Arzt testen lassen, um einer Osteoporoseerkrankung bestenfalls entgegenzuwirken.

Wie die Pille die Wechseljahre beeinflussen kann

Falls Sie bis ins spätere Alter lange mit der Pille verhütet haben, so kann es sein, dass die typischen Symptome der Wechseljahre bei Ihnen weniger ausgeprägt ausfallen. Verschieben kann die Pille diese Zeit allerdings nicht. Es kann Ihnen so vorkommen, als seien Sie erst später in diese Phase gekommen, tatsächlich schränkt die Pille Beschwerden dann aber einfach etwas ein, an der Tatsache selbst ändert sich jedoch nichts.

Auch während der Wechseljahre, in denen Sie ja trotzdem noch schwanger werden können, dürfen Sie die Pille weiterhin als Verhütungsmittel benutzen. Dennoch sollten Sie mit einem Arzt über Vorerkrankung, Familiengeschichte und Risiko der individuellen Pille sprechen, da mit dem Alter das Risiko für Thrombose und Herzkrankheiten steigt – Krankheiten, welche durch die Pille unter Umständen begünstigt werden können.

Die Wechseljahre – ein Erfahrungsbericht

Dieser persönliche Erfahrungsbericht schildert das Einsetzen und den Verlauf der Wechseljahre. Auch wenn man glaubt, über das Thema schon Bescheid zu wissen, können so einige Überraschungen auftreten – letztendlich geschieht dabei mehr als das, was man allgemein so hört und nicht jeder hat die gleichen Erlebnisse.

Ich nehme Sie nun mit auf eine Reise zur „Mitte des Lebens"...

„Kurz nach meinem 43. Geburtstag traf mich meine erste Hitzewelle, der in den Wochen danach noch so einige folgen sollten. Na großartig, dachte ich, das geht ja früh los! Mit Ende 30 habe ich schon ein wenig gebangt und eigentlich damit gerechnet, dass Anfang bis Mitte 40 die ersten Zeichen abnehmenden Fruchtbarkeit auftauchen würden. Dennoch traf mich dieses erstmalige Erlebnis wie ein Schock. Erst vor ein paar Tagen hatten wir ausgelassen gefeiert und trotz der Kerzenanzahl auf dem Kuchen fühlte ich mich nicht alt. Und plötzlich erzählt einem der eigene Körper etwas ganz anderes. Meine Kinderplanung hatte ich längst erfolgreich abgeschlossen. Ich war immer überzeugt davon gewesen, dass das Eintreten der Menopause keine große Sache sein würde, wenn man sich den Kinderwunsch bis dahin ausreichend erfüllt hat. Im Gegenteil, endlich keine Regelschmerzen mehr, nicht mehr plötzlich ohne Tampon dastehen, ohne Sorge auf Verhütung verzichten können und eine psychische Belastung wäre es nur dann, wenn ich ungewollt kinderlos geblieben wäre.

Da lag ich dann doch etwas daneben.

Zunächst einmal können die Wechseljahre durchaus auf die Psyche schlagen. Das ist keine ungewöhnliche Begleiterscheinung, nur wird davon viel weniger gesprochen als von den körperlichen Anzeichen. Mir war das nicht wirklich bewusst und ich wünschte, ich hätte mich vorher intensiver mit diesem Thema auseinandergesetzt oder öfters davon gehört.

Zweitens dachte meine Periode noch gar nicht daran, sich zu verabschieden. Wer erwartet, dass ein Anzeichen dem nächsten folgt, irrt. Die Hitzewallungen hatte ich weiterhin, meine Regelblutung aber kam immer noch zeitig. Nicht einmal schwächer war sie geworden. Das beruhigte mich dann erst mal ein wenig. Zwar hatte der Prozess der Menopause Einzug erhalten, aber außer Hitzeattacken hatte ich mich noch nicht großartig verändert.

Die Wallungen sind kein schönes Gefühl und bei der allerersten habe ich mich ziemlich erschrocken. Mir war mulmig zumute, fast ein wenig schwindelig. Einen Augenblick lange dachte ich, dass mir vielleicht Erbrechen bevorsteht. Dem Magen ging es aber gut, das unangenehme Gefühl war Kopfsache. Dann mit einem Mal ergießt sich eine Hitzewelle über Hals und Gesicht nach oben. Kein schönes Empfinden. Früher dachte ich, zu kalten Jahreszeiten ist so ein Hitzeanfall vielleicht gar keine so schlechte Sache, denn ich habe schon immer leicht gefroren. Aber dieser Schweißausbruch hat nichts mit einem molligen Wärmegefühl zu tun.

Nach drei, vier Minuten klang die Hitze wieder ab. Rund fünfmal am Tag trat sie bei mir über mehrere Wochen hinweg auf. Und verschwand dann eines Tages ebenso schnell wie sie gekommen war. Fast zwei Jahre dauerte es, bis die Hitzewellen sich erneut zeigen. Was ich für die Wechseljahre gehalten hatte, war erst einmal „nur" die Prämenopause. Einerseits eine Erleichterung zu wissen, dass ich doch noch nicht sooo alt war, zugleich hätte ich mir gewünscht, die Wechseljahre einfach schnell hinter mich zu bringen.

Probleme beim Einschlafen waren das nächste Anzeichen, mit dem ich mich herumschlagen musste. Das ist eindeutig das Symptom, dass mir am meisten zu schaffen gemacht hat. Die Hitze ist nach ein paar Minuten wieder vorbei und beeinflusst meinen Alltag nicht. Ein Mangel an Schlaf jedoch umso mehr. Ich konnte früher um 22 Uhr oder nach Mitternacht ins Bett fallen, tief und fest geschlafen bis zum nächsten Morgen habe ich immer nach wenigen Augenblicken. Nun aber konnte der Tag noch so erschöpfend gewesen sein – ich lag mit offenen Augen unter der Decke und das mindestens eine Stunde lang, ganz gleich wann ich zu Bett ging. Zugleich hätte mir die Energie gefehlt aufzustehen und mich zu beschäftigen. So wälzte ich mich immer wieder von einer Seite zur anderen, sehr zum Leidwesen meines Mannes, der mich als völlig ruhige Schläferin neben sich kannte. Am nächsten Morgen war ich immer entsprechend ausgelaugt. Mit einer Vollzeitstelle und zwei Halbwüchsigen im Haus war das absolut kein Vergnügen. Nach einer Woche fühlte ich mich wie gerädert und sah auch so aus.

Mein Arzt legte mir allgemeine Hilfsmittel nahe, die an und für sich sicher für einen besseren Schlaf sorgen, auch außerhalb der Wechseljahre, doch viele der Ratschläge waren sowieso schon ein Bestandteil meines Alltags. Abends nichts Schweres mehr essen, den letzten Kaffee am frühen Nachmittag zu sich nehmen, das Schlafzimmer vorher gut durchlüften, eine Dusche vor dem Schlafengehen. Lediglich der Tipp Ausdauersport am Abend schaffte ein wenig Abhilfe. Nach einer halben Stunde Workout war ich mein Körper durchaus in der Stimmung jetzt zur Ruhe zu finden. Eine dauerhafte Lösung stellte das aber nicht da. Ich bin zwar kein völliger Sportmuffel, aber für 30 Minuten effektive Ausdauerübungen am späten Abend täglich braucht es Überwindung und Motivation – davon habe ich zu dieser Zeit nicht viel. Zugleich war ich ja müde und nicht energiegeladen, trotz Fernbleiben des Schlafs.

Später entdeckte ich, dass ein Abendspaziergang, gerade wenn draußen etwas kühlere Temperaturen herrschen, mir beim Einschlafen danach half. Für den Notfall stellte ich mir Schlaftabletten auf den Nachttisch. Diese kamen aber nur dann zum Einsatz, wenn am Tag darauf wirklich wichtige Dinge anstanden. Wenn ich sie zu spät in der Nacht einnahm und dann zwar schlief, aber nur wenige Stunden lang, so war das Ergebnis schließlich das gleiche – hohe Müdigkeit am Folgetag. Ansonsten bilde ich mir ein, dass Baldriantee mir ab und an gutgetan hat, aber nicht nur bei der Schlaffindung, auch im generell etwas ruhiger zu werden.

Denn was leider zu selten zur Sprache kommt, wenn es um das Thema Wechseljahre geht, sind psychische Belastungen. Wie ich erfahren habe, sind diese keine Seltenheit, im Gegenteil – die Menopause findet sowohl in Kopf als auch Körper statt. Die Schlafstörungen waren vielleicht schon ein Teil davon, richtig bewusst wurden sie mir aber erst, als das große Zittern losging. Wer glaubt, nach Pubertät und ersten Liebesbeziehungen der Gefühlsachterbahn künftig entkommen zu sein, täuscht sich, denn während der Wechseljahre ging es bei mir noch mal richtig rund.

Es gab Phasen, in denen ich plötzlich extrem nervös und ängstlich war, ohne dass ich hätte sagen können, weshalb genau. Ich war zittrig und unkonzentriert. Als Gründe wären mir vielleicht praktische Dinge wie „jetzt ist wieder eine Phase deines Lebens abgeschlossen" oder ganz brutal – und ungerechtfertigt - gesagt „nun bist du offiziell eine alte Frau", aber ich habe in diesen Momenten an nichts Bestimmtes gedacht. Auch Zeiten der Traurigkeit überkamen mich, in denen mir nichts Freude bereitete und ich mich einfach zurückzog. Ich fühlte mich erschöpft, obgleich sich im Alltag nichts weiter verändert hat. Am liebsten hätte ich mich einfach ins Bett verkrochen und mir die Decke über den Kopf gezogen. Erschwerend hinzu kam wohl auch, dass meine älteste Tochter in dieser Zeit das Nest verließ und sich eine eigene Wohnung in einer anderen Stadt suchte. So kam mir der innere Wandel noch heftiger und allumfassender vor.

Was ich an dieser Stelle jeder Frau empfehlen möchte: Sprecht mit eurem Mann oder auch euren Kindern darüber, dass die Wechseljahre sich auf euer Gemüt auswirken können. Wenn Männer schon generell eher ratlos sein sollen, was das Mysterium Frau betrifft, so erschrecken diese Veränderungen der Wechseljahre sie erst recht. Ich fragte meinen Mann einmal, ob er eigentlich wisse, was bei der Menopause mit der Frau passiert. „Dann bleibt die Regelblutung aus und sie ist nicht mehr fruchtbar?" Wenn man schon selbst nicht alles weiß, mit dem man rechnen muss, wissen eure Männer es noch weniger. Sprecht mit ihnen, teilt euch mit, damit sie verstehen, dass mit Stimmungsschwankungen, Niedergeschlagenheit oder sogar großer Gereiztheit gerechnet werden muss. Eure Männer werden euch in diesen Zeiten dann noch mehr unterstützen wollen und das ist wichtig.

Was mit aus dem Nichts heraus ebenfalls zur Sorge wurde, war, dass ich für meinen Mann nicht mehr attraktiv bin, obgleich Äußerlich alles gleich geblieben war. Dabei ist er acht Jahre älter als ich, sodass ich mich mit ihm eigentlich immer relativ jung neben ihm gefühlt habe. Aber nun führte mir mein Körper vor Augen, dass ich nicht länger eine Frau in der Blütezeit war, während bei meinem Mann nichts darauf hinwies. Ich konnte keine Kinder mehr bekommen, er schon. Ein unsinniger Gedanke, da wir schon vor Jahren keinen weiteren Nachwuchs gewollt hatten. Aber so etwas geht einem eben plötzlich durch den Kopf. Gefolgt von „bestimmt findet er mich nicht mehr attraktiv oder sexuell anziehend". Über solche Gedanken mit ihm reden wollte ich auch nicht. Ich hatte das Gefühl, dadurch noch weniger attraktiv zu wirken. Und erst recht nicht, wenn ich ihm Dinge mitteilen sollte wie „Schatz, wir müssen jetzt Gleitcreme verwenden, ich habe immer noch Lust auf Sex, aber werde kaum noch feucht dank Hormonumstellung." Aber: über solche Dinge muss man in einer Partnerschaft sprechen können und sie sind dazu nichts Ungewöhnliches.

Ich könnte mich noch lange und ausführlich über Beschwerden unterhalten, die mir im Lauf der Wechseljahre so untergekommen sind, doch Sinn dieses Erfahrungsberichtes ist nicht, einfach von einer negativen Zeit zu berichten. Obgleich es Unerwartetes und Dinge gab, die ich am liebsten gleich wieder losgeworden wäre, so war es vor allem eine Zeit der Besinnung, in der man sich selbst und den eigenen Körper besser kennenlernt und das Leben ein wenig neu ordnet. Lange habe ich vor den Wechseljahren gebangt und einige Beschwerden sind auch so eingetreten wie befürchtet, doch die Zeit des Wandels muss nicht allein darauf ausgerichtet sein.

Denn die Menopause ist der Abschluss der Fruchtbarkeit, aber nicht der von Lebensqualität, Sex, Weiblichkeit oder Erfüllung."

Sehen wir uns in den nächsten Kapiteln deshalb an, wie Sie die Wechseljahre zu einer angenehmeren Zeit machen und nutzen können.

Wie Sie mit möglichst wenig Beschwerden durch das Klimakterium kommen

Manche Frauen leiden stärker unter Symptomen der Wechseljahre, andere weniger – ein paar wenige sogar gar nicht. Zum Glück lässt sich gegen die meisten etwas unternehmen, um sie erträglicher zu machen und einzuschränken.

Hitzewallungen

Die Hitzewallung gehört zu den bekanntesten Symptomen der Wechseljahre. Zu Beginn des Wandels lassen sie sich am häufigsten beobachten. Ein bis zwei Jahre dauert es im Schnitt, bis die Hitzewellen sich wieder verabschieden. Sie tritt bei fast 90 der Frauen in dieser Zeit auf, wobei Intensität, Dauer und Häufigkeit aber variieren können. Rund drei bis zwanzig Mal am Tag kann eine solche Hitzewelle auftreten und mehrere Minuten andauern. Zuvor verspüren viele Frauen Kopfdrücken oder leichtes Unbehagen.

Bei der Hitzewelle weiten sich die Blutgefäße, was für eine verstärkte Durchblutung bestimmter Körperpartien sorgt. Frauen verspüren ein starkes Wärmegefühl, dass sich über Gesicht, Hals und Oberkörper ergießt und dabei auf- und absteigt. Die Hitzewallung kann von beschleunigtem Herzklopfen begleitet werden. Davon sollten Sie sich nicht beunruhigen lassen, es ist ein harmloser Nebeneffekt, der in der Regel schnell wieder verschwindet.

Durch die erhöhte Körpertemperatur bricht bei den meisten Frauen der Schweiß aus. Wenn die Hitze dann wieder abklingt, ist es möglich, dass sie frösteln, nun da die Temperatur so plötzlich gefallen ist und sich kühlender Schweiß auf der Haut befindet.

Warum genau Hitzewellen in den Wechseljahren auftreten, weiß übrigens noch niemand so recht. Ärzte vermuten, dass dieses Symptom der Hormonumstellung zusammenhängt. Darüber hinaus gibt es Faktoren, die diese Attacken begünstigen können. Wenn Sie an Übergewicht und viel Stress leiden, sind Sie anfälliger dafür. Auch die Ernährung spielt eine Rolle. Stark gewürzte Nahrung, Alkohol, Kaffee, heiße Gerichte sowie fettreiche und schwerverdauliche Mahlzeiten heizen zusätzlich ein.

Was Sie dagegen tun können

Wie Sie im Kapitel „Glücksnahrung" später lesen werden, sind fettige, schwere Gerichte in den Wechseljahren ohnehin zu vermeiden, aber auch beim Würzen sollten Sie fortan vorsichtiger vorgehen. Der Konsum von Kaffee und Alkohol, aber auch schwarzem Tee, sollte eingeschränkt werden.

Kleidungsstoff, der nicht atmen kann, kann Hitzewallungen ebenfalls verstärken. Greifen Sie in dieser Zeit zu Stücken aus Naturfasern, die nicht zu dick sind. An kalten Tagen sollten Sie sich so kleiden, dass Sie im Falle einer Hitzewelle das ein oder andere Kleidungsstück in diesem Moment ablegen können, um nicht zu stark zu erhitzen.

Gerade im Schlaf können die Wellen sehr unangenehm sein und ihnen selbigen rauben. Es gilt, eine luftige Umgebung zu schaffen – dickes Bettzeug oder eine laufende Heizung machen die Nächte sonst nur noch schlimmer. Lüften Sie das Schlafzimmer 15 Minuten vor dem Zubettgehen gut durch, kaufen Sie Bettwäsche aus Baumwolle und nehmen Sie nicht zu viele Decken und Kissen mit ins Bett. Eine Dusche vor dem Schlafgehen kann ebenfalls helfen.

Bewegung an der frischen Luft in Form eines ausführlichen Spaziergangs kann der Hitze Einhalt gebieten. Entspannungsübungen wirken dem Stress entgegen, der eine Attacke auslösen kann (wobei ein heißes Bad hier natürlich nicht das richtige Mitteln zum Relaxen ist). Atemübungen, am Morgen und Abend durchgeführt, helfen ebenfalls dauerhaft entspannter zu werden.

Salbei hat die Fähigkeit die Schweißdrüsen im Körper verengen. Trinken Sie zu Zeiten der Hitzewallungen darum gerne täglich eine Tasse Salbeitee. Auch Apfelessig hat eine positive Wirkung gezeigt, was vermutlich daran liegt, dass er den Körper bei der Entfernung von Giftstoffen unterstützt, sodass dieser weniger oft ins Schwitzen gerät. 2 Esslöffel biologischer Apfelessig in einem lauwarmen Glas Wasser täglich kann der Hitze bereits entgegenwirken.

Vaginale Trockenheit

In den Wechseljahren kann es passieren, dass die Scheide nicht mehr ausreichend Feuchtigkeit produziert, was auf die hormonellen Veränderungen zurückzuführen ist. Sie wird nicht mehr so gut durchblutet und es tummeln sich weniger Milchsäurebakterien auf der Oberfläche. Das kann beim Sex für Probleme sorgen, denn selbst durch Erregung bildet sich kein natürliches Gleitmittel mehr. Das kann das Eindringen erschweren und sogar für kleinere Verletzungen sorgen, da die Oberfläche nun viel dünner ist.

Außerhalb des Geschlechtsverkehrs kann die Scheide jucken oder brennen, auch ist sie durch den Mangel an Milchsäurebakterien nun anfälliger für Infektionen, was die die Harnwege ebenfalls betrifft. Für Frauen kann dieses Symptom schmerzhaft sein, aber auch zu einer psychischen Belastung werden. Das Thema gilt leider für manche noch immer als Tabu und nichts, worüber man sich unbedingt gerne mit dem Partner austausche möchte, was wiederum zu Spannungen oder Unsicherheit führen kann, weil der Mann spürt, dass sie weniger Lust und Spaß hat. Vaginale Trockenheit ist aber nichts, wofür Sie sich in irgendeiner Form schämen müssten – seien Sie Ihrem Partner also gegenüber offen und helfen Sie ihm zu verstehen.

Was jetzt hilft

Beim Sex können Sie das Problem ganz einfach mit Gleitgels oder Cremes entgehen. Testen Sie aber vorher, ob Sie da entsprechende Mittel gut vertragen.

Um die Produktion der Scheidenfeuchtigkeit wieder anzuregen, helfen eigentlich nur hormonelle Mittel. Östriol ist ein schwaches Östrogen, das helfen kann, wenn die Trockenheit durch den Hormonmangel der Menopause bedingt ist. Es darf allerdings nur angewendet werden, wenn keine Krebserkrankungen vorliegen. Östriol ist in Form von Tabletten oder eines Vaginalrings effektiv.

Echte Hausmittel, um das Milieu wieder feucht zu kriegen, gibt es leider nicht, aber dennoch können Sie einiges tun, um die Trockenheit nicht zusätzlich zu fördern, wenn Sie keine hormonhaltigen Produkte zu sich nehmen möchten.

Von engen Slips sowie Hosen, String Tangas oder Strumpfhosen sollten Sie vorerst die Hände lassen. Diese Kleidungsstücke sehen sicher auch jetzt noch toll an Ihnen aus, allerdings staut sich dadurch die Hitze und Trockenheit im Genitalbereich, sodass sich schlechte Bakterien ohne den Schutz der Milchsäurebakterien jetzt schnell vermehren können. Ähnlich wie bei den Hitzewellen ist es jetzt besser, Kleidung aus Baumwolle zu tragen, die nicht eng sitzt.

Seife oder auch spezielle Intimlotionen haben schon außerhalb des Klimakteriums nichts im Intimbereich verloren – eine gesunde Scheide mit lauwarmem Wasser zu waschen reicht völlig aus, jegliche Substanzen sind da überflüssig und bringen nur das Milieu durcheinander -, während der Menopause erst recht nicht. Dadurch trocknet die Scheide bloß noch schneller aus. Ausspülen sollten Sie sie auch nicht. Verzichten Sie in dieser Zeit besser auf Schwimmbäder mit chlorhaltigem Wasser, denn dieses reizt die Schleimhäute und gibt Bakterien eine gute Chance sich dort auszubreiten.

Nichtsdestotrotz sollten Sie das Symptom aber beim Arzt ansprechen. Auch wenn vaginale Trockenheit bei mehr als der Hälfte aller Frauen in den Wechseljahren auftritt, sollten Sie mit dem Doktor Ihres Vertrauens abklären, ob die Menopause der Auslöser ist.

Schlafstörungen

Das Klimakterium kann bei Frauen Schlafprobleme auslösen. Bei manchen dauert es lange, bis sie endlich einschlafen können, andere wiederum können nicht Durchschlafen oder klagen generell über qualitativ unzureichenden Schlaf. Das Ergebnis ist, dass frau nicht nur am nächsten Morgen erschöpft ist, sondern den ganzen Tag hindurch Müdigkeit und Antriebslosigkeit empfindet, was darüber hinaus zu gereiztem Befinden führen kann.

Analysieren Sie Ihre Schlaflosigkeit

Es ist sehr viel einfacher Lösungsansätze für die schlaflosen Nächte zu finden, wenn Sie diese näher untersuchen können. Versuchen Sie zu erkennen, woran genau der Schlaf scheitert. Gehen Ihnen viele Gedanken durch den Kopf? Haben Sie Sorgen oder fühlen Sie sich allgemein überlastet – vielleicht aber auch im Gegenteil nicht genügend ausgelastet oder öfters gelangweilt, gibt es gerade keine Ziele, Pläne oder Projekte, die Sie antreiben? Wie wohl fühlen Sie sich in Ihrem Bett – ist Ihnen zu warm oder nicht warm genug? Vielleicht fühlt sich die Matratze nicht so gut an wie sie sollte oder das Bett ist zu vollgestopft mit Dingen, möglicherweise lieben Sie auch den Stoff der Bettwäsche nicht. Lenken Sie Geräusche oder Lichtpunkte ab?

Gehen Sie diese Möglichkeiten durch und beobachten Sie, wie sich die Nächte entwickeln, dann können Sie die Hilfsmittel ebenfalls eingrenzen und schneller das Richtige finden, dass Sie Ihnen zu mehr Erholung verhilft.

Was Ihnen helfen kann

Nehmen Sie keine Ängste und Sorgen mit ins Bett. Haben Sie welche, was gerade in den Wechseljahren nicht ungewöhnlich ist, so stellen Sie sich diesen. Sind es Dinge, über die Sie gerne mit jemandem reden möchten oder die Sie jetzt zu lösen beginnen könnten? Dann tun Sie es – schleppen Sie nichts mit sich herum. Können Sie die Sache nicht gleich angehen, so überlegen Sie, was Sie dafür brauchen und wann es sich machen lässt, aber beginnen Sie kein Gedankenkarussell im Bett. Wenn Sie im Moment nichts dafür/dagegen tun können, hat es auch keinen Sinn, sich jetzt damit zu befassen.

Tipps gegen Schlafstörungen bedingt durch Hitzewallungen finden Sie im Teil „Hitzewallungen".

Prüfen Sie, ob das Bett selbst noch angenehm für Sie ist. Wie liegen Sie auf der Matratze? Würden Sie sich auf einer etwas härteren oder weicheren Unterlage vielleicht besser fühlen? Sagt Ihnen der Stoff der Bettwäsche zu oder wäre es hier Zeit für eine Veränderung? Sie sollen sich in Ihrem Bett so wohl wie möglich fühlen. Dinge, die Sie früher nur unterbewusst etwas gestört haben, fallen Ihnen jetzt vielleicht stärker auf – schaffen Sie die nötige Veränderung. Werden Sie Licht- und Geräuschquellen los, wenn diese Ihre Ruhezeit spürbar beeinträchtigen.

Was ebenfalls helfen kann, ist sich ein eigenes, ungestörtes Plätzchen zum Schlafen zu suchen. Die Vorstellung in getrennten Betten zu nächtigen mag vielen Paaren erst einmal nicht schmecken, doch dies kann durchaus förderlich für Ihren Schlaf sein. Bewegungen des Partners, laute Atem- oder gar Schnarchgeräusche, Aufstehen – all diese Dinge können Ihren Schlaf in dieser Zeit zusätzlich negativ beeinflussen. Mehr Platz und völlige Ruhe können da Wunder wirken. Und das bedeutet ja nicht, dass sie nicht abends oder morgens zum Kuscheln ins Bett des Partners kommen können.

Unregelmäßige Blutungen

Ähnlich wie in der Pubertät kann die Regelblutung auch in den Wechseljahren unregelmäßiger ausfallen, da der Körper sich nun erneut einpendelt. Es kann vorkommen, dass sie in einem Monat fast vollständig ausfällt oder sich zu Zeiten außerhalb des gewohnten Rhythmus meldet.

Die Intensität der Blutung kann nun ebenfalls sehr unterschiedlich auftreten. Bei den sogenannten Schmierblutungen wirkt der Ausfluss eher bräunlich und zäh, eine einfache Slipeinlage kann ausreichen. Das liegt normalerweise daran, die Gebärmutterschleimhit in diesem Monat nicht ganz ausgebildet wurde, ebenso wenig der Eisprung.

Sehr starke Blutungen sind jedoch auch keine Seltenheit. Wurde der Eisprung beim nächsten Mal wieder vollständig ausgebildet, so können noch Schleimhäute vom letzten Mal übrig sein, die dann zusätzlich noch mit hinausgeschwemmt werden, sodass die Blutung kräftig ausfällt.

Obgleich die Blutung außerhalb der Periode ein Symptom der Wechseljahre ist, sollten Sie das Erscheinen derer mit Ihrem Gynäkologen besprechen, da solche Blutungen auch auf Erkrankungen und Entzündungen ausgelöst werden können.

Diese Blutungen kann man nicht aufhalten, letztendlich ist sie schließlich ein natürlicher Reinigungsprozess des weiblichen Körpers. Sollten die Beschwerden wie Unterleibsschmerzen überhand nehmen, so können Sie mit Ihrem Arzt besprechen, ob hormonelle Produkte eingesetzt werden sollten. Ansonsten hilft oft das, was auch bei den gängigen Regelschmerzen Abhilfe schaffen kann: Eine Wärmflasche, ein heißes Bad, Tees, Bewegung, Entspannungsübungen – was auch immer sich bei Ihnen schon bewährt hat.

Kopfschmerzen

Kopfschmerzen lassen sich während der Wechseljahre ebenfalls beobachten. Vermutlich sind diese ebenfalls auf die Hormonumstellung zurückzuführen, wobei Östrogen Blutgefäße erweitert, was dann natürlich wegfällt, sodass es zu Druck im Kopf kommen kann. Bei langanhaltenden Beschwerden sollten Sie auch dies von einem Arzt untersuchen lassen, um sicherzugehen, dass es ein Symptom der Wechseljahre ist.

Was hilft

Entspannungsübungen (mehr dazu im Kapitel „Achtsamkeit") können den Druck im Kopf lindern. Frische Luft und etwas Bewegung tun gut und sollten vor einer Schmerztablette in Erwägung gezogen werden. Nahrung mit Phytoöstrogen kann Abhilfe schaffen – alles dazu finden Sie im Kapitel „Glücksnahrung".

Wann kann eine Hormonersatztherapie sinnvoll sein?

Hormonersatztherapien mit Östrogen-Gestagen genießen keinen besonders guten Ruf, wobei die Langzeitstudien aber noch nicht einwandfrei aussagekräftig sind. Bisherige Ergebnisse legen jedoch nahe, dass das Risiko für Brustkrebs, Schlaganfall, Thrombose und Gallenblasenerkrankungen erhöht werden kann. Allerdings gibt es diverse Präparate und nicht alle haben zu ähnlichen Resultaten geführt, auch hängen sie vom Alter der Einnehmenden ab.

Nehmen die Beschwerden der Wechseljahre so überhand, dass sie die Lebensqualität beeinträchtigen, sollten Sie mit Ihrem Arzt das Thema ansprechen. Hormonpräparate können gut helfen, wobei sie auch kein Allheilmittel sind und wie jedes Medikament noch zusätzliche Nebenwirkungen mit sich bringen können. Auch lassen die Präparate die Beschwerden nicht einfach verschwinden – werden sie wieder abgesetzt, können die Probleme erneut auftreten.

Es ist also empfehlenswert, die Beschwerden erst einmal auf natürliche Weise in den Griff zu bekommen zu versuchen. Hilft das nicht weiter und Sie haben sehr unter den Symptomen zu leiden, sollten Sie das Thema Hormonersatztherapie mit Ihrem Arzt besprechen.

Was Ihnen jetzt sonst noch gut tun kann

Sport

Sport tut Ihnen jetzt aus vielen Gründen besonders gut. Zum einen hilft es das Gewicht wie gewohnt beizubehalten und den sich verlangsamenden Stoffwechsel wieder etwas anzukurbeln. Zum anderen macht Bewegung glücklich. Traurige und dunkle Gedanken lassen sich durch physische Aktivität vertreiben, Nervosität tritt dadurch ebenfalls seltener auf. Studien weisen darauf hin, dass manchen Krebsarten wie Brustkrebs durch regelmäßigen Sport an Risiko verlieren.

Auch Herz und Kreislauf freuen sich darüber, außerdem kann das Risiko von Osteoporose vermindert werden. Ausdauersport ist eine gute Wahl, dennoch sollten Sie Kraftsport gerade in der Menopause nicht vernachlässigen. Sie müssen keine zentnerschweren Gewichte stemmen lernen, aber etwas gefordert werden sollten Ihre Muskeln auf jeden Fall. Das beugt Osteoporose noch besser vor und sorgt für gestraffte Haut. Außerdem wird beim Gewichtsverlust sonst zunächst Muskelmasse verschwinden und nicht Fett.

Gelenk- und Muskelschmerzen können ebenfalls mit den Wechseljahren einhergehen, denn durch den Mangel an Östrogen werden Muskeln sowie Gelenke weniger gut durchblutet, außerdem geht die Muskelmasse allmählich zurück. Dies äußert sich manchmal zusätzlich durch Rückenschmerzen. Hier kann Sport ebenfalls helfen. Am besten besprechen Sie mit Ihrem Arzt, welche Übungen er Ihnen empfiehlt, um den Beschwerden gezielt entgegenwirken zu können.

Psychische Beschwerden – wenn die Seele im Wandel ist

Wie bereits erwähnt äußert sich das Klimakterium nicht nur rein körperlich. Stimmungsschwankungen, Nervosität, depressive Gefühle - auch das Gemüt ist oftmals in irgendeiner Form betroffen. Leider sind psychische Symptome ein Thema, über das weniger gesprochen wird, sodass nicht jede Frau solche Gefühle als normale Begleiterscheinung der Wechseljahre zu betrachten weiß und nicht versteht, warum diese Gedanken und Empfindungen plötzlich auftreten.

Es kann sein, dass Sie in dieser Zeit grundlos Nervosität oder Angstgefühle verspüren. Umbrüche und Veränderungen, auch kleine, scheinen plötzlich zu einer starken Belastung zu werden. Vielleicht reagieren Sie gereizter und mit ungekannter Aggressivität auf Ihr Umfeld. Trübe Gedanken bis hin zu ausgewachsenen Depressionen können in der Menopause ebenfalls auftreten. Die Umstellung von Hormonen beeinflusst nun einmal nicht nur den Körper, auch der Kopf kann betroffen sein.

Versuchen Sie nicht, diese Empfindungen zu unterdrücken oder vor anderen zu verstecken. Sie sind nichts, wofür Sie sich schuldig oder unnormal fühlen müssen, auch hat es nichts mit Schwäche zu tun, zu solchen Gefühlen zu stehen. Haben Sie keine Scheu, mit Ihrem Mann, den Kindern oder anderen nahestehenden Menschen darüber zu sprechen, die Ihre unerwartet veränderte Stimmung nicht nachvollziehen können.

Denn es können sich Gedanken in Ihren Kopf schleichen, die keiner so richtig versteht, auch Sie nicht, aber da sind Sie trotzdem, obgleich Sie sich bislang mit solchen nicht herumschlagen mussten. „Ich fühle mich ungeliebt." „Ich bin nicht mehr attraktiv." „Ich habe zu viele Dinge im Leben verpasst." „Mein Leben ist nicht so verlaufen wie erhofft und ich bereue manche Entscheidungen." Es scheint, als würde man nicht nur die Fruchtbarkeit, sondern noch viele andere Dinge plötzlich verlieren.

Kommen negative Empfindungen häufig auf, sollten Sie auch hier Hilfe in Erwägung ziehen. Es braucht vielleicht nicht gleich eine ausgewachsene Psychotherapie, doch sich die Sorgen vor einer neutralen Person mit Ahnung und Erfahrung von der Seele zu reden, kann bereits hilfreich sein.

Was Sie jetzt tun sollten

Apropos reden, mit Frauen, die gerade dasselbe durchmachen oder eben schon durchgemacht haben, sollten Sie sich austauschen, egal ob im echten Leben oder online. Geteiltes Leid ist halbes Leid und es ist schön, wenn der Gesprächspartner die Empfindungen direkt nachfühlen kann. Außerdem lassen sich so noch weitere gute Tipps finden, um leichter durch die Wechseljahre zu kommen.

Anstatt in den Wechseljahren Gedanken wie „ich habe nie dies oder jenes getan/ausprobiert" Raum zu geben, gestatten sie diesen Wünschen jetzt in die Tat umgesetzt zu werden. Auch wenn Sie jetzt keine Berufssängerin oder professionelle Klavierspielerin mehr werden – Sie können immer noch genauso gut Gesangsstunden nehmen, einem Chor beitreten oder ein Instrument erlernen – und vor allem viel Spaß dabeihaben.

Sehen Sie die Wechseljahre nicht als Abschluss oder Bilanz, sondern als einen neuen Lebensabschnitt, in dem Sie neue Möglichkeiten erwarten. Eine Reise zu dem Ort, den Sie schon längst einmal sehen wollten, ein neues Hobby, sich an einer Sportart versuchen… Was auch immer Sie gerne erleben möchten.

Übrigens: Männer kommen auch nicht ganz ungeschoren davon. Das Testosteron sinkt in den Vierzigern ein wenig, was sich durch Antriebslosigkeit, Gewichtszunahme und Stress, manchmal auch Antriebslosigkeit und Potenzprobleme äußern kann. Für Prostatauntersuchungen sollten Sie regelmäßig zur Vorsorge gehen. Als Frau ist man also durchaus nicht die einzige, die einen Wechsel mitmacht. Tipp: Verbinden Sie mit Ihrem Mann Veränderungen, die Ihnen gut tun, wie eine gesündere Ernährung, mehr Bewegung und Entspannungs- und Erholungsmomente. So wird beiden geholfen und Sie fühlen in dieser Zeit einander näher.

Besonders wichtig: Entwickeln Sie eine positive Einstellung zur Menopause – schon im Voraus

Die psychische Einstellung gegenüber den Wechseljahren kann bereits einen großen Einfluss auf die Empfindungen währenddessen ausüben. Wer ihr mit Angst entgegen sieht und sich schon mal das schlimmste unter den Symptomen vorstellt, für den werden die Phasen voraussichtlich anstrengender, als sie sein müssen. Erwarten Sie keine Krankheit, sondern eine natürliche Umstellung Ihres Körpers, die Ihnen nicht zur Last fallen muss. Konzentrieren Sie sich auf schöne Dinge und Pläne, anstatt besorgt auf das Eintreten einer Krankheit zu warten und panisch auf erste Anzeichen zu reagieren, denn das ist die Menopause nicht. Die Wechseljahre sind letztendlich auch ein guter Teil Kopfsache.

Dieser neue Abschnitt ist für viele Frauen ein Anlass Ihren Alltag und Ihr Leben ein wenig anders zu ordnen, aber auch über Dinge aus der Vergangenheit zu grübeln und sich vermehrt auf die Zukunft zu konzentrieren. In den Wechseljahren ist es sehr hilfreich, sich besser um sich selbst zu kümmern. Das hat nichts mit negativem Egoismus zu tun – denken Sie darüber nach, was Sie vom Leben erwarten, was Sie ändern möchten und konzentrieren Sie sich deutlicher auf Dinge, die Ihnen guttun oder die Sie in Ihrem Leben haben möchten.

Jetzt ist der ideale Zeitpunkt für mehr Achtsamkeit für Körper wie Seele. Ziel dieser ist es, dass Sie im Augenblick leben und diesen vor allem bewusst erleben. Vergangene Angelegenheiten, die sich ohnehin nicht mehr ändern lassen, brauchen keinen Platz mehr in Ihrem Kopf. Sie können Lehren daraus ziehen, aber sollen nicht immer wieder gedanklich dorthin zurückkehren und Ihre Zeit damit verschwenden. Anstatt über mögliche Probleme in der Zukunft zu grübeln, verdient das Hier und Jetzt Ihre volle Aufmerksamkeit. Wenn Sie achtsamer durch Ihr Leben gehen, werden Sie glücklicher, ausgeglichener und wissen den Moment zu schätzen. Gerade in einer Zeit wie der den Wechseljahren ist das innere Gleichgewicht immens wichtig.

Der Körper meldet immer in irgendeiner Form, dass etwas nicht stimmt oder für das Wohlbefinden verbessert werden könnte. In der heutigen Zeit sind wir aber gut darin trainiert, Bedürfnisse zu ignorieren oder deren Erfüllung auf irgendwann später zu verschieben. Während des Klimakteriums sendet der Körper solche Signale aber häufig deutlicher. Anstatt sich über so etwas zu ärgern, achten Sie darauf, was Ihnen gerade nicht so gut tut und was Sie brauchen, um sich besser zu fühlen. Und entwickeln Sie den gesunden Egoismus dazu, es dann auch zu tun. Nicht nur Mütter haben Bedürfnisse und persönliche Wünsche im Laufe der Zeit hinten angestellt.

Hören Sie hin, wenn Ihr Körper Signale sendet. Müdigkeit, Hunger, das Bedürfnis nach frischer Luft oder Bewegung, selbst der Drang auf die Toilette – solche Dinge sollten nicht aufgeschoben werden. Sie werden sehen, wie viel ausgeglichener Sie sich fühlen.

Analysieren Sie Ihre Sorgen und Wünsche. Viele negative Gedanken sind es gar nicht wert, dass wir uns mit Ihnen beschäftigen, aber wenn sie erst einmal zur Routine geworden sind, wird man sie nur schwer wieder los. Wünsche, die noch nicht erfüllt oder erreicht wurden, können ebenfalls an einem nagen. Setzen Sie sich mit diesen Dingen einmal ganz nüchtern auseinander und hinterfragen Sie, warum Sie diese überhaupt wollen bzw. warum Sie Ihnen so viel Sorge bereiten. Ein Perspektivenwechsel kann hier zu ganz neuen Erkenntnissen und mehr innere Ruhe führen. Dann gilt noch festzulegen, wie Sie diese Sachen entweder loswerden oder Schritt für Schritt erfüllen können.

Nehmen Sie sich regelmäßig eine Auszeit. Ein Tag im Spa, eine Massage, ein ungestörter Filmabend – Ihr Körper und Ihre Sinne sollen regelmäßig verwöhnt werden, nicht nur zu besonderen Anlässen. Um entspannter in den Tag zu starten und ihn ebenfalls so zu beenden, sollten Sie Atemübungen zu diesen Zeitpunkten einführen (natürlich gerne auch zusätzlich im Laufe des Tages). Begeben Sie sich in eine entspannte Position, liegend oder sitzend, sodass die Glieder alle locker sein können und atmen Sie ein, etwa 5 – 7 Sekunden lang. Das Ausatmen sollte ebenso lange dauern. Mit jedem Atemzug entspannen Sie sich ein bisschen mehr. Prüfen Sie dabei alles von Kopf bis Fuß, bis Sie sicher sind, dass jeder Teil Ihres Körpers locker ist. Schon fünf Minuten können Wunder wirken.

Meditation ist ebenfalls eine wunderbare Übung, die Ihnen in den Wechseljahren helfen kann. Die oben genannte Atemübung, länger ausgeführt, kommt den Anfängen von richtiger Meditation schon sehr nahe. Suchen Sie sich weitere Anleitungen im Internet und Fachbüchern und nehmen Sie ruhig mal an einem Kurs teil.

Glücksnahrung – wie die richtige Ernährung durch die Wechseljahre hilft

Ein Faktor, der großen Einfluss auf das Erlebnis der Wechseljahre haben kann, ist die Ernährung, sowohl zum Besseren als auch zum Schlechteren. Wer rechtzeitig beginnt seine Nahrungsaufnahme anzupassen und damit nicht erst bis zum Einsetzen von stärkeren Beschwerden wartet, hat einen leichteren Einstieg. Keine Angst, Sie dürfen immer noch Spaß an Süßem oder auch mal sehr deftigem Essen haben, wenn es Ihnen gefällt, nur sollten Sie den Fokus auf bekömmliche Nahrung verlegen.

Allgemeine Ernährungsempfehlungen

Leider wird er Stoffwechsel in diesen Jahren langsamer, das heißt, Fett wird jetzt schneller gespeichert, weshalb viele Frauen eine Gewichtszunahme verzeichnen. Das ist bei den wenigstens willkommen, hat früher aber durchaus seinen Zweck erfüllt: mit zunehmenden Alter brauchen Frauen mehr Schutz in der Natur, da sie jetzt weniger schnell und geschickt bei der Jagd nach Nahrung waren. Mit einem langsameren Stoffwechsel sollte das Überleben gesichert werden. Dass etliche Jahre später Supermärkte, Ehemänner und Online-Shops zur Verfügung stehen würden, konnte die Natur damals ja nicht ahnen.

Der Stoffwechsel wird etwa um 10 – 15% heruntergeschraubt. Auch wenn Sie also essen wie bislang gewohnt, kann es sein, dass zusätzliche Kilos auf der Waage auftauchen. Von daher ist es ratsam, ein wenig auf die Ernährung zu achten und von industriell verarbeiteten Nahrungsmitteln, in denen sich gerne ungesunde Transfette und Zucker verstecken, abzusehen. Gut bekömmlich sind jetzt unverarbeitete Produkte, die eine hohe Nährstoffdichte aufweisen – Gemüse, Obst, Vollkornprodukte, mageres Fleisch und Fisch.

Natürlich können Sie auch Dinge wie Pasta aus Weißmehl noch genießen, aber bevorzugt in kleineren Mengen. Nahrung aus Weißmehl besitzt einen hohen glykämischen Index und lässt den Blutzuckerspiegel rasch ansteigen, was zur Folge hat, das vermehrt Insulin ausgeschüttet wird. Außerdem sättigt diese Nahrung nicht langfristig, sondern macht vielmehr Hunger auf noch mehr. Es ist gesünder, wenn Sie sich mit den Vollkornversionen von Nudeln und Gebäck anfreunden können.

Welche Nahrungsmittel jetzt besonders glücklich machen

Was die Ernährung in den Wechseljahren betrifft, so geht es nicht nur darum, das Gewicht beizubehalten. Zum Glück gibt es Nahrungsmittel, die Ihnen die Menopause generell erleichtern können. Bestimmte Stoffe können bei Beschwerden helfen und Sie generell in eine gute Stimmung versetzen.

Soja

In Asien treten typische Beschwerden in den Wechseljahren im Vergleich zum Westen seltener auf. Das lässt sich auf den regelmäßigen Verzehr von Soja zurückführen. Sojaprodukte verfügen über Phytoöstrogen, eine natürliche Form von Östrogen. Phytoöstrogen enthält unter anderem sekundäre Pflanzenstoffe, die sich Isoflovane nennen. Sie können dabei helfen, Probleme wie Hitzewellen, Herzklopfen, trockene Haut und Nervosität einzudämmen oder sogar ganz zum Verschwinden zu bringen.

Phytoöstrogene sind zwar auch als Nahrungsergänzungsmittel erhältlich, aber von diesen ist eher abzuraten. Versuchen Sie sich lieber an natürlichen Quellen.

Wichtig: Bei Brustkrebserkrankungen sollten Sie kein Soja konsumieren, denn das Wachstum solcher Tumore wird durch Östrogene darin begünstigt.

Leider ist Soja ein Nahrungsmittel, auf das manche Menschen allergisch reagieren können. Wagen Sie sie sich also vorerst langsam an Sojaprodukte heran.

Schokolade macht glücklich – selbst wenn sie nicht süß schmeckt. Das ist der im Kakao enthaltenen Aminosäure Tryptophan zuzuschreiben. Im Körper wird sie beim Verzehr zum Glückshormon Seratonin umgewandelt. Bei der Vollmilchvariante hebt sich die Laune dank Zucker-Energieschub zwar noch rasanter, bleibt aber nicht lange erhalten. Bei dunkler Schokolade bleibt man nicht nur von einem darauffolgenden Tief verschont, sie bringt auch noch zahlreiche gesundheitliche Vorteile mit sich. Die in Zartbitter enthaltenen Pflanzenstoffe wirken sich schützend auf das Herz aus, indem sie die Herzkranzgefäße erweitern. Damit kann das Risiko für Herzanfälle verringert werden, ebenso das eines Schlaganfalls und durch das Binden von Giftstoffen sogar das von Krebs. Die Arterien profitieren von diesen Stoffen ebenfalls, denn sie helfen dem Blut dabei ungehindert zu fließen.

Die Schokolade sollte über einen Kakaoanteil von mindestens 70% verfügen, damit sie ihre positive Wirkung entfalten kann. Der Geschmack ist zu Beginn, wenn man bislang gerne Vollmilchschokolade gegessen hat, vielleicht gewöhnungsbedürftig, da der hohe Zuckeranteil fehlt, doch Kakao an sich schmeckt ebenfalls sehr lecker, hat man sich das Süße dabei erst einmal abgewöhnt.

Kurkuma und Ingwer

Kurkuma ist hierzulande immer noch eher als exotisches Gewürz bekannt und weniger als heilende Knolle. Dabei verfügt Kurkuma über zahlreiche gesundheitliche Vorteile – und ist vor allem in der Menopause ein Nahrungsmittel, das nicht fehlen sollte. Die enthaltenen Pflanzenhormone können bei einem Hormondefizit helfen. Außerdem hilft Kurkuma dabei bestimmte Darmbakterienstämme einzudämmen, die für Übergewicht verantwortlich sind und in den Wechseljahren häufig auftreten. Manche Frauen berichten auch von reduzierten Hitzewallungen durch eine tägliche Dosis der Knolle. Wichtig ist Kurkuma mit Öl einzunehmen, da es ein fettlösliches Lebensmittel ist. In Verbindung mit dem schwarzen Pfeffer enthaltenen Stoff Piperin wird es besonders gut aufgenommen.

Apropos scharfe Lebensmittel: Chili ist ein Gewürz, auf das Sie nun gerne vermehrt zurückgreifen dürfen. Die rote Schote heizt dem Stoffwechsel richtig ein und kurbelt ihn an, sodass Sie einer durch die Wechseljahre bedingten Gewichtszunahme besser entgegentreten können. Essen Sie also ruhig etwas schärfer – aber so, dass Sie noch Genuss daran haben. Schweißausbrüche und ein brennendes Gefühl auf der Zunge sind kontraproduktiv und nicht gut für die Verdauung.

Sollten Sie allerdings gerade viel unter Hitzewallungen zu leiden haben, so sollten Sie in dieser Phase weniger scharf essen, da sonst noch mehr Wärme im Körper erzeugt wird.

Vollkornprodukte

Mit einem sinkenden Östrogenspiegel wird der Darm träge. Damit er weiterhin seine Aufgaben mit Schwung erfüllen kann, sollte man in den Wechseljahre auf eine tägliche Zufuhr von ausreichend Wasser und Ballaststoffen achten. Ballaststoffe sorgen für ein Sättigungsgefühl, obgleich sie verhältnismäßig wenige Kalorien besitzen. Sie verdicken den Speisebrei im Magen und quellen im Darm noch zu vielfacher Größe auf, weshalb sie eine Menge Wasser benötigen. Die Darmtätigkeit wird damit angeregt. Lein- und Chiasamen sowie Weizenkleie sind besonders reich an Ballaststoffen und können ganz einfach Gerichten hinzugefügt werden.

Weißmehl treibt den Blutzuckerspiegel in die Höhe und macht Hunger auf mehr, ohne wirklich zu sättigen. Damit nach dem Essen kein Tief in der Laune erfolgt und sich zusätzliche Pfunde ansammeln, sollten Sie vermehrt zu Vollkornprodukten greifen, gerade wenn Sie einmal eine Mahlzeit mit großem Anteil an Kohlenhydraten wie Nudeln, Brot oder Reis genießen wollen. Sie halten länger Satt und führen dem Körper Mineralstoffe zu, während Vitamin B1 und Pantothensäure für eine ausgeglichene Stimmung sorgen.

Omega-3-Fettsäuren

Omega 3 schützt das Herz und bewahrt vor Entzündungen – nicht nur in den Wechseljahren, aber gerade in dieser Zeit ist eine gute Zufuhr besonders wichtig, da nun allmählich das Östrogen wegfällt, welches ebenfalls am Schutz der Herzens beteiligt ist. Auch für das Gehirn sind diese Fettsäuren wichtig und können im Alter Demenz entgegenwirken.

Die beste Quelle für Omega 3 ist Fisch, allen voran Lachs, Thunfisch, Makrele und Sardinen. Am liebsten frisch, aber falls Sie nur schwer an frischen Fisch rankommen, darf es auch der aus der Dose sein. Lein, Walnuss- und Rapsöl enthalten ebenfalls größere Mengen dieser Fettsäuren. Auch Nüsse, wobei diese keine ideale Quelle darstellen, dann damit der Körper von den enthaltenen Omega-3-Fettsäuren von diesen profitiert, müssten Sie relativ große Mengen verzehren – und damit ein hohes Maß an Kalorien.

Eine Ernährung mit viel Eiweiß ist in dieser Zeit besonders bekömmlich. Der Körper steckt Proteine in Muskeln und Zellerneuerung. Während ein Überschuss an Kohlenhydraten in Form von Fett gespeichert wird, wofür Frauen in den Wechseljahren besonders anfällig sein können aufgrund Stoffwechseländerungen, gibt es für die Proteine viel mehr Einsatzgebiete als reines Sattmachen und abspeichern, sodass man hier weniger auf die Kalorien schauen muss. Auch Eiweiß macht satt. Milchprodukte, mageres Fleisch (z.B. Geflügel), Fisch und Hülsenfrüchte sollten nun einen großen Teil Ihrer Ernährung ausmachen. Das bekommt auch dem Hautbild zugute.

Grüner Tee

Auch Grüner Tee verfügt über Phytoöstrogen, außerdem über Polyphenole, welche vor Herz- und Kreislauferkrankungen schützen. Seine hohe anti-oxidative Wirkung sowie die zahlreichen Vitamine und Mineralstoffe machen ihn besonders gesund. Darüber hinaus haben Studien gezeigt, dass er Symptomen der Menopause entgegenwirken kann, sodass man weniger unter Beschwerden zu leiden hat. Um sich auf die Wirksamkeit des Grünen Tees verlassen zu können, sollten Sie ruhig zu höherer Qualität als den Teebeuteln im Supermarkt greifen. Damit sämtliche guten Stoffe lange erhalten bleiben, sollten Sie auf Ernte, Beschattung und Lagerung beim Kauf achten. So ein Tee kann durchaus etwas teurer werden, schmeckt dafür aber auch ganz ausgezeichnet. Eine kleine Tasse am Tag reicht bereits aus, um Ihre Gesundheit positiv zu beeinflussen.

Rezeptideen zu diesen Nahrungsmitteln finden Sie als Teil dieses Ratgeber.

Weiterführende Tipps und Tricks, Videos und Produktempfehlungen habe ich zudem auf der Internetseite **https://digitalebuecherecke.com/meine-wechseljahre** für Sie zusammen getragen.

Schauen Sie doch mal vorbei, ich würde mich sehr auf Ihren Besuch freuen!

Zum Schluss

Die Wechseljahre können anstrengend sein – müssen sie aber nicht. Wichtig ist, sich nicht nur auf mögliche Symptome zu versteifen und diesem Lebensabschnitt damit angstvoll entgegen zu sehen. Wie Sie nun wissen, erscheint die Menopause nicht als plötzlicher Moment und kündigt von einem Augenblick auf den anderen das Ende der Fruchtbarkeit an. Mit diesem Ratgeber sind Sie nun gut über den Ablauf informiert und wissen, wie Sie sich diese Zeit schöner gestalten können. Damit Sie den Prozess im Auge behalten können und Ihren Gedanken, Sorgen und Freunden Ausdruck verleihen können, finden Sie außerdem ein persönliches Tagebuch für Ihre Wechseljahre als Teil dieses eBooks

Wir wünschen Ihnen alles Gute für diesen Lebensabschnitt.

33 Rezepte die glücklich machen können!

Tolles aus der Glücksküche

Das braune Gold – Gesund schlemmen mit Schokolade

Powernahrung für einen guten Start in den Tag!

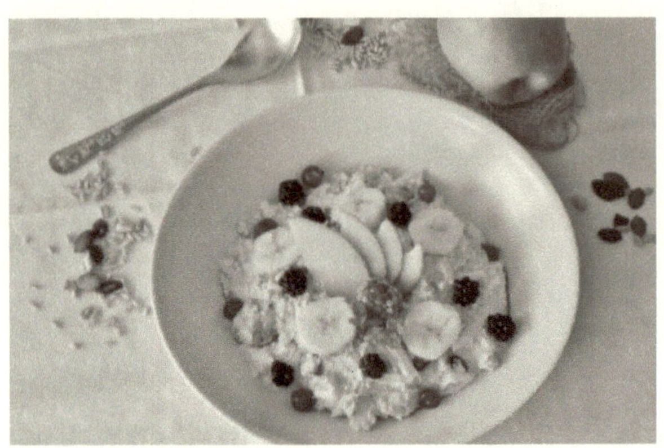

Zutaten für 1 Portion:

50 g Haferflocken
250 ml Milch
1-2 TL Agavendicksaft
½ Apfel
1 Banane
30 g Rote Früchte
10 g gehackte Nüsse nach Wahl
Kakaonibs nach Gusto

Küchenutensilien: Topf, Schneebesen, Messer
Arbeitszeit: 5 min
Koch-/Backzeit: 5 min

Zubereitung:

Der Porridge ist perfekt für das Frühstück geeignet, da er schnell zubereitet und nahrhaft ist und durch den naturbelassen Kakao auch noch glücklich machen kann.
Zuerst werden die Haferflocken mit dem Agavendicksaft und der Milch verrührt und auf kleiner Flamme erhitzt. Unter Rühren köcheln lassen bis ein Brei entstanden ist. Das dauert in der Regel ca. 3 min.
Den Porridge anschließend in eine Schüssel geben und mit den Erdbeeren, der Banane, den Nüssen sowie den Kakaonips garnieren.
Der Porridge kann heiß und kalt serviert werden.

Die Kombination aus Schokolade und Chili ist weitläufig bekannt. Aber Chili von Carne mit dunkler Schokolade wird bei den meisten Leserinnen eine Geschmacksexplosion hervorrufen. Und es sind gleich zwei Zutaten im Boot, die glücklich machen sollen.

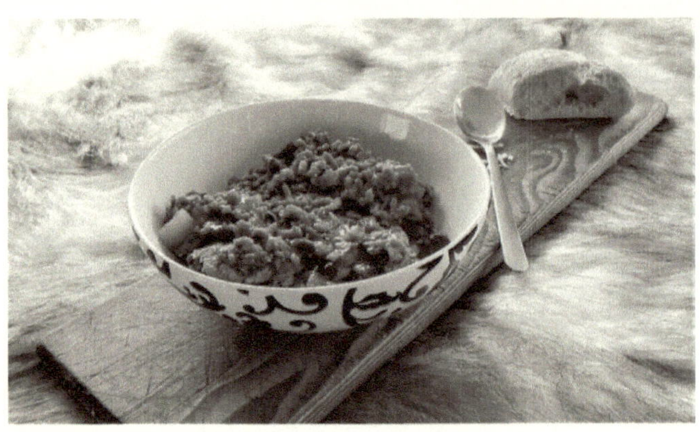

Zutaten für 4 Portionen:

500g mageres Hackfleisch (am besten Pute)
1 Zwiebel
2 Knoblauchzehen
2 EL Olivenöl
Frische Chilischoten gehackt und entkernt
2 EL Tomatenmark
1 Dose Tomaten, ganz
1 Dose Mai
1 Dose Kidneybohnen
2 TL Oregano
1 TL Kreuzkümmel
Cayennepfeffer nach belieben

1-2 Rippen dunkle Schokolade; je dunkler desto besser
1 EL Kakaopulver
250 -300 ml Fonds (Gemüse oder Rinderfond)

Küchenutensilien: Topf, Messer und Rührlöffel
Arbeitszeit: ca. 40 min

Zubereitung:

Das Hackfleisch mit dem Olivenöl im großen Topf knusprig anbraten. Die gehackten Zwiebeln mit dem Knoblauch und den Chillies hinzugeben und kurz mit anbraten.
Als nächsten das Tomatenmark, die Tomaten, den Mais, die Bohnen und den Fond hinzugeben und alles bei mittlerer Hitze ca. 30 Minuten köcheln lassen.
Im Anschluss die Gewürze und die Schokolade hinzugeben und alles zusammen nochmal 10 Minuten köcheln lassen .
Nach Bedarf kann entsprechend nachgewürzt werden.
Sehr gut dazu passt ungeschälter Reis.

Toller Munter- und Glücklichmacher

Dieser süße Muntermacher ist schnell zubereitet und vereint, für mich zumindest, zwei tolle Rohstoffe: Kaffee und Schokolade.

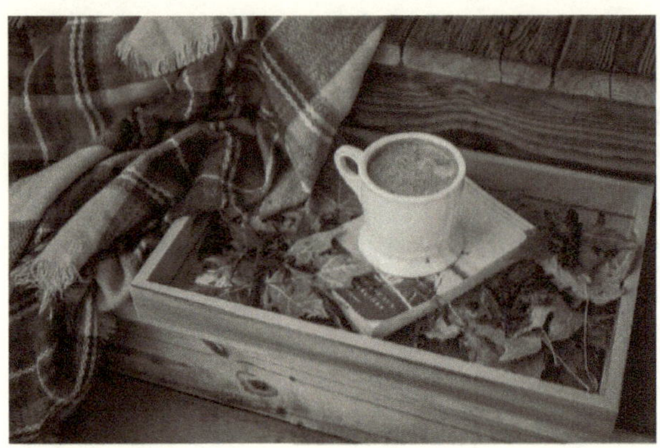

Zutaten für 1-2 Portionen:

150 ml Kaffee
50 g dunkle Schokolade
Nach Bedarf etwas Zimt- und/oder Kardamonpulver
2 TL Kokoszucker; es geht auch der normale braune Zucker

Küchenutensilien: Topf, Schneebesen
Arbeitszeit: 10 min

Zubereitung:

Den Kaffee brühen und in einen Topf geben. Mit allen Zutaten im Kochtopf verrühren und kurz ziehen, nicht kochen lassen.
Den Kaffee in eine Tasse geben und heiß genießen.

TIPP: Für etwas Schärfe kann ein Prise Chili hinzugegeben werden. Schokolade und Chili harmonieren perfekt miteinander. Das ganze kann bei Bedarf mit Sahne garniert werden.

Achten Sie aber bitte auf Ihren Kaffeekonsum, er sollte sich im angemessenen Rahmen halten, auch wenn es noch so gut schmeckt.

Darf`s ein bisschen scharf sein – Chili – Der Glücklichmacher

Chili-Kürbis Brot

Das etwas andere Brot.

Dieses Brot harmoniert aufgrund der leichten Schärfe sehr gut mit süßem wie herzhaftem Belag.
Genießen Sie es einmal nur mit Butter, Radieschen und etwas Fleur de Sel aus der Mühle.

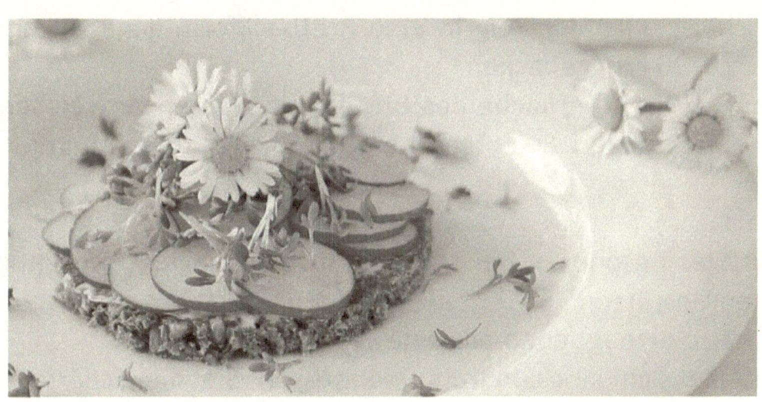

Zutaten:

300 ml Wasser
1 ½ TL Salz
1 EL Zucker
2 TL Kürbiskernöl
100 g Kürbisfleisch
1-2 Chillies je nach Geschmack
500g Weizenmehl
Kürbiskerne
1 Packung Hefe

Küchenutensilien: Schüssel, Knethaken, Brotbackform
Arbeitszeit: 15 min

Koch-/Backzeit: 30 min
Ruhezeit: ca. 90 min
Zubereitung:

Der Kürbis wird in möglichst kleine Stücke geschnitten. Die Chilischoten von den Kernen befreien und in kleine Stückchen hacken.

Nun können Sie alle Zutaten in eine Rührschüssel geben und mit einem Knethaken zu einem glatten Teig kneten.

Nach einer Ruhezeit von ca. 20 min an einem warmen Ort wird der Teig durchgeknetet und erneut für 75 min ruhen gelassen.

Zum Schluss wird der Teig in eine Brotbackform gegeben und bei 180 ° C ca. 30 min gebacken.

Sie können die Oberfläche des Brotes mit Wasser bestreichen und längst einschneiden. So entsteht eine herrliche Kruste. Hmmm

Hinweis

Seinen Sie, besonders bei starken Hitzewallungen, vorsichtig mit scharfen Gewürzen.

Die Schärfe erzeugt ebenfalls eine Wärme im Körper.

Testen Sie sich langsam ran und passen Sie die Schärfe Ihrem Tageszustand an.

Feurige Chili-Sauce

Diese Sauce passt bestens zu Fleischgerichten. Die Schärfe, die Sie durch die Auswahl der Chili beeinflussen können, kann Ihren Stoffwechsel in Schwung bringen.

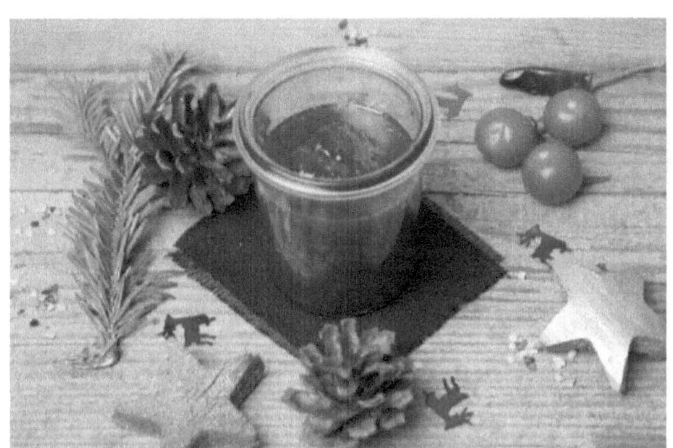

Zutaten:

½ Zwiebel
¼ –½ TL Kreuzkümmel
1 Knoblauchzehe
Etwas Salz
1 – 2 Chillies
12 ml Wasser
50 ml Apfelessig
4 EL Olivenöl

Küchenutensilien: Messer, Topf, Rührlöffel, Stabmixer
Arbeitszeit: 5–7 min
Koch-/Backzeit: 30 min
Abkühlzeit: ca. 1 Stunde

Zubereitung:

Erhitzen Sie zuerst das Olivenöl in einem kleinen Topf. Schneiden Sie nun bitte die Zwiebeln in Streifen und geben Sie die Streifen mit dem Kümmel, dem Salz und den Chillies in den Topf. Als nächstes pressen Sie den Knoblauch dazu und braten alles ca. 4 min. schön an.
Die Masse wird nun mit dem Wasser aufgegossen und ca. 20 min bei niedriger Temperatur auf die für Sie optimale Konsistenz reduziert. Die fertige Sauce muss nun ca. 1 Stunde abkühlen und kann dann püriert werden. Beim pürieren wird der Apfelessig dazugegeben.

Apfelmus mit Chili und Ingwer

Die Süße der Äpfel verbindet sich hier harmonisch mit der feurigen Schärfe der Chili! Ein Träumchen!

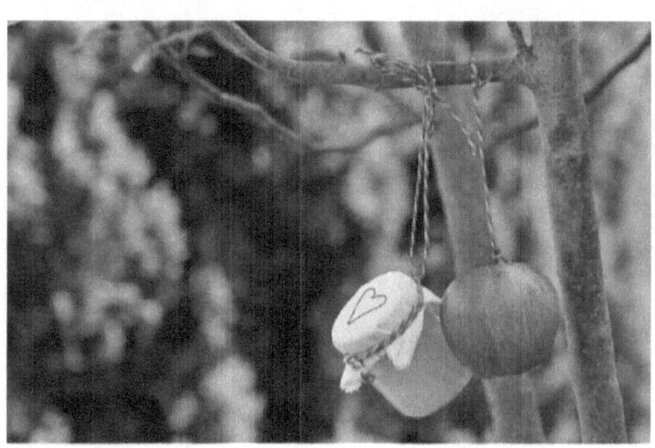

Zutaten:

1 kg saftige Äpfel
1 kleines Stück Ingwer
1 mittelscharfe Chili
2 EL Kokoszucker
300 ml Wasser

Küchenutensilien: Messer, Topf, Rührlöffel, Pürierstab
Arbeitszeit: 20 min

Zubereitung:

Zuerst schälen Sie die Äpfel und schneiden sie in grobe Stücke. Natürlich sollten Sie noch die Kerne entfernen.

Geben Sie nun den Kokoszucker und das Wasser hinzu und lassen sie die Äpfel weichkochen. Nach ein paar Minuten können Sie den fein gehackten Ingwer und die Chili, ebenfalls fein gehackt, dazugeben.
Geben Sie lieber etwas weniger Ingwer und Chili hinzu, wenn Sie die Schärfe oder die dadurch entstehende Hitze im Körper nicht vertragen. Die Gewürze sollten auch nicht vorrangig sein.
Nun können Sie die Masse pürieren. Kleine Stückchen im Mus sorgen für eine tolle Konsistenz.

Ich esse das Apfelmus am liebsten mit gutem Brot und etwas Butter.
Teste Sie doch einmal das Matcha Brot, welches ich ebenfalls in Rezepteteil aufgenommen habe.

Esst mehr Vollkorn – Kernige Rezepte für den Alltag

Bagels sind in alle Munde! Zu einem guten Frühstück gehören sie für viele Menschen bereits ganz selbstverständlich dazu. Für Damen in der "Mitte des Lebens" sind gerade Vollkornprodukte wichtig, da sich der Stoffwechsel in den Wechseljahren verlangsamt. Vollkornprodukte sättigen besser und die darin enthaltenen Phytoöstrogene können sich positiv auf den Hormonhaushalt auswirken.
Liebe Frauen, esst mehr Vollkorn!

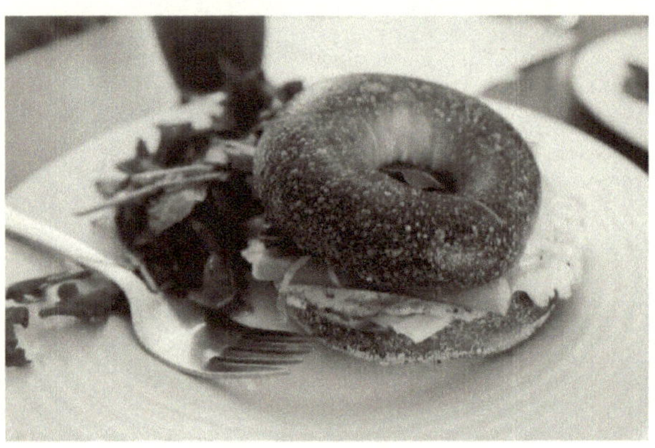

Zutaten:

200 g Vollkornmehl
100 ml Milch
2 EL Leinsamenöl
1 TL Salz
1 Ei Größe M
1 TL Kokoszucker
20 g Hefe
Sonnenblumen- und Kürbiskerne

Küchenutensilien: Rührschüssel, Knethaken, Topf, Schaumkelle, Schneebesen, Pinsel
Arbeitszeit: 35 min
Koch-/Backzeit: 20 min bei 200 °

Zubereitung:

Als Erstes vermischen Sie die Hefe und den Zucker in der aufgewärmten Milch. Sie sollte lauwarm sein. Dann geben Sie das Öl und das Eigelb dazu und verquirlen alles miteinander. Heben Sie bitte das Eiweiß auf, es wird später noch gebraucht.
Das Milchgemisch geben Sie nun zum Mehl, fügen das Salz dazu und verkneten alles zu einem glatten Teil.
Der Teig sollte nun ca. 20 min. ruhen.
Nach dem Ruhen sollte der Teig nochmal kurz geknetet werden. Er sollte nun die doppelte Größe haben.
Teilen Sie den Teig in gleich große Stücke und rollen die Stücke zu Kugeln. Bohren Sie nun ein Loch in die Kugel und formen einen Ring aus dem Teigstück.
In einem großen Topf wird nun Salzwasser erhitzt. Sobald das Wasser kocht können die Rohbagels hineingegeben werden. Die Ringe werden nun von jeder Seite ca. 1 min. pochiert.
Im Anschluss können Sie die Bagels mit einer Schaumkelle aus dem Salzwasser holen und auf ein Backblech legen.
Die Bagels nun mit Eiweiß einpinseln und mit Sonnenblumen- und Kürbiskernen bestreuen.
Bei 200° ca. 20 min backen. Die Bagels sollten nun eine schöne Farbe haben.

Tipp
Ein Bagel belegt mit einem Rührei, etwas Schinken und Radieschen am Morgen lässt Sie perfekt in den Tag einsteigen! Probieren Sie es einfach mal aus!

Dieses Rezept vereint wieder einmal viele gute Nahrungsmittel, die eine positive Auswirkung auf den Körper und unseren Hormonhaushalt haben können.
Die fettarme Putenbrust macht das Gericht zu einem vollwertigen, nahrhaften und gesunden Mittag- oder Abendessen.

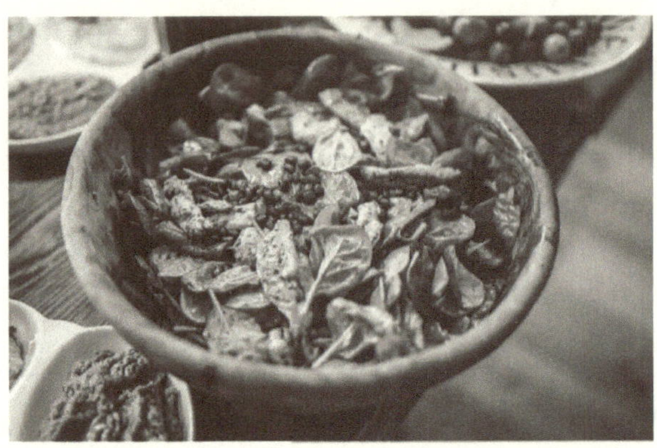

Zutaten für 2 Portionen:

200 g Putenbrust
1 EL Rapsöl
1 Zwiebel
250 g frischer Spinat
70 g Vollkornnudeln
Salz, Pfeffer und Muskat zum abschmecken
Rosa Pfeffer zur Dekoration und weils glücklich machen kann

Küchenutensilien: Messer, Rührlöffel, Pfanne, Topf
Arbeitszeit: 15 min
Koch-/Backzeit: 15 min

Zubereitung:

Die Zwiebel in Würfel schneiden und mit dem Öl glasig anbraten. Danach geben Sie die ebenfalls gewürfelte oder in Streifen geschnittene Putenbrust dazu und braten diese rundum an. Schmecken Sie nun bitte Salz und Pfeffer ab und stellen das Gemisch zum warmhalten in den vorgewärmten Backofen. Bei 75-100° geht das sehr gut.
Stellen Sie nun bitte das Nudelwasser auf und kochen Sie die Nudeln bissfest.
In der Zwischenzeit können Sie den Spinat waschen und die gelben Blätter aussortieren.
Als nächsten Schritt schmoren Sie bitte den Spinat und schmecken auch hier mit Salz und Pfeffer und eventuell etwas Muskatnuss ab.

Nun alle Zutaten auf einem Teller anrichten, ein paar rosa Pfefferkörner dazugeben und genießen.

Gojibeeren-Vollkornkekse

Die Gojibeere kommt aus China und ist eins der sogenannten Superfoods. Sie eignet sich ausgezeichnet als Zutat für tolle und schmackhafte Kekse wie diese hier.
Die Beeren vereinen viele lebenswichtige Nähr- und Vitalstoffe, schmecken süß-sauer mit einen leicht herben Geschmack und sollen wahre Wunder bewirken. Ich möchte hier aber ausdrücklich kein Wundermittel anpreisen. Mir geht es darum, möglichst viele gesunde Produkte miteinander zu verknüpfen, die meiner Meinung nach gut in die alltägliche Ernährung passen und unserem Körper dabei sogar noch etwas Gutes tun können.

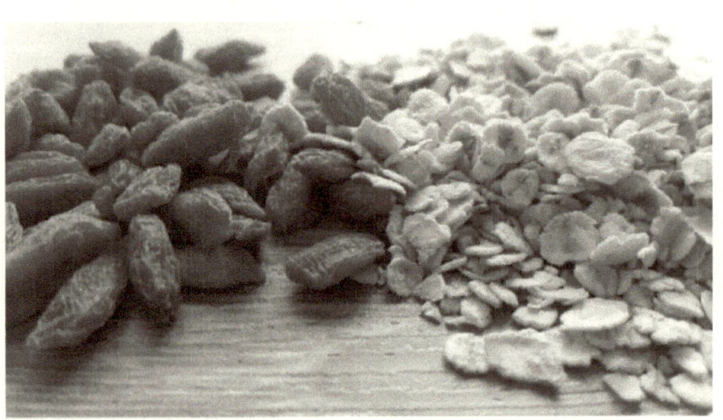

Zutaten:

80 g Vollkornmehl
100 g Butter
75-100 g Kokoszucker
¼ TL Salz
1 Pck Vanillezucker
1 Ei Größe M
½ TL Backpulver
40 g Haferflocken

50 g Gojibeeren
50 g Sonnenblumenkerne

Küchenutensilien: Für dieses Rezept braucht man keine Küchenutensilien
Arbeitszeit: ca. 15 min.
Koch-/Backzeit: 12-15 min bei 170°

Zubereitung:

Alle Zutaten gut verkneten und zu kleinen Kugeln formen. Die Kugeln platt drücken und auf ein mit Backpapier ausgelegtes Blech legen.
Bei 170° ca. 12-15 min backen.

Rezepte mit Nüssen – Gesunde Fette für Zwischendurch

Nuss-Riegel mit Amaranth

Nüsse sind gesund und enthalten viele gesunde Fette, die uns bei einer gesunden und abwechslungsreichen Ernährung unterstützen können. Diese Riegel eignen sich wunderbar als kleiner Snack für Zwischendurch.

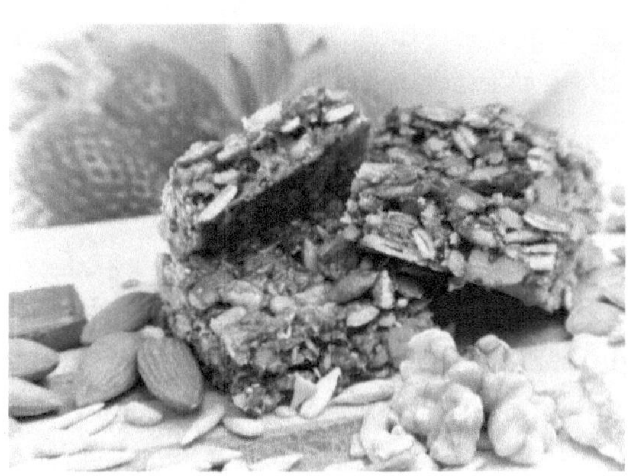

Zutaten für 10-14 Portionen:

60 g Kürbiskerne
60 g Mandeln
80 g Amaranth
8-10 Datteln, entkernt
1 Glas Nussmus nach Wahl
2 TL Kokosöl
½ TL Zimt
Schokolade mit einem Kakaoanteil von mind. 70 % für die Glasur
Kokosraspeln

Küchenutensilien: Pfanne, Rührlöffel, Blech, Topf
Arbeitszeit: ca. 20 min
Ruhezeit: 2-2,5 Std

Zubereitung:

Als Erstes werden die Nüsse in einer Pfanne angeröstet. Die Röstaromen sorgen für einen wunderbaren Geschmack des Riegels.
Im Anschluss können Sie die Datteln in kleine Stücke schneiden und mit dem Nussmus, dem Kokosöl und etwas Zimt vermischen.
Nun kommen die Nüssen und der Amaranth hinzu.
Die Mischung erneut gut durchmengen und auf einem mit Backpapier ausgelegtem Blech auslegen und gleichmäßig verteilen.
Die Schokolade kann jetzt geschmolzen und mit einem Pinsel auf die Masse aufgetragen werden. Am besten und schonendsten geht dies mit Hilfe eines Wasserbades. Nehmen Sie dazu einen Topf mit heißem Wasser und stellen Sie eine Schale mit der Schokolade hinein. Die Schokolade wird nun schmelzen und ist bereit für die weitere Verarbeitung.
Mit Kokosraspeln kann zusätzlich noch verziert werden. Die Kokosraspeln wirken sich natürlich auf den Geschmack aus.
Bevor die Riegel geschnitten werden können, muss die Nussmischung für mindestens 2 Stunden kalt gestellt werden.
Sie können die Riegel nun ganz nach Ihrem Geschmack und Ihrem Bedürfnis portionieren.

Walnüsse in Honig-Salz-Kruste

Einfach und schnell zubereitet dienen Ihnen die Walnüsse als gesunder Snack für Zwischendurch der sie mit gesunden Ölen versorgt. Die enthaltenen Omega-3-Fettsäuren dienen als sehr gute Quelle des Schlafhormones Melatonin. Aber bitte mit dem snacken nicht übertreiben. Die Nüsschen enthalten auch einiges an Kalorien.

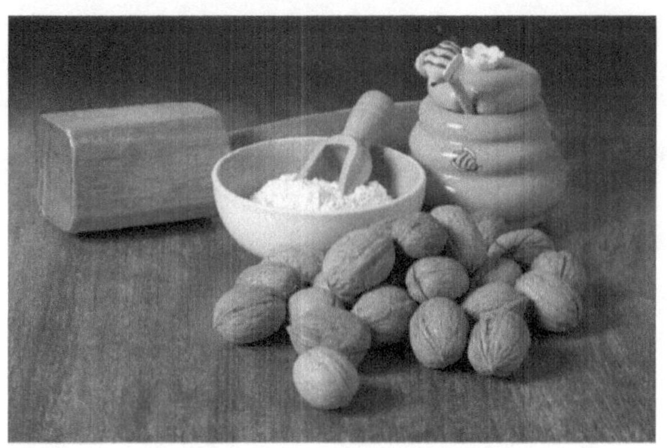

Zutaten:

250 g Walnüsse
20 g Butter oder Kokosöl
1-2 Prisen Chili
½-1 EL fein gemahlenes Meersalz
2 EL flüssiger Honig
1 TL Raz el Hanout Gewürz

Küchenutensilien: Topf, Rührlöffel, Backblech
Arbeitszeit: ca. 15 min
Koch-/Backzeit: 10-12 min**Zubereitung:**

Die Butter oder das Kokosöl mit dem Honig in einem Topf langsam erhitzen. Wenn alles geschmolzen ist können Sie etwas Chili und ungefähr die Hälfte des Salzes hinzugeben.

Geben Sie nun die Walnüsse hinzu und schwenken alles gut durch.

Die Nussmischung kann jetzt auf einem mit Backpapier ausgelegtem Backblech verteilt und bei ca. 160° 10-12 min geröstet werden. Bitte wenden Sie die Nüsse einmal, ungefähr nach der Hälfte der Backzeit.

Die Nüsse können Sie dann zum Abkühlen aus dem Backofen nehmen.

Vermischen Sie als letzten Arbeitsschritt die Gewürze mit dem Rest des Meersalzes und heben die Würzmischung unter die noch leicht warmen Nüssen.

Bitte geben Sie nicht zu viel Salz hinzu. Hier testen Sie am besten das passende Verhältnis aus.

Gut verpackt sind die Nüsse ca. 4 Wochen haltbar.

Bulgur-Nuss-Salat

Ein exotischer Salat darf natürlich in unserer Sammlung nicht fehlen. Auch hier haben wir neben den Nüssen viele weitere Zutaten, die uns glücklich machen und Wohlbefinden erzeugen können.

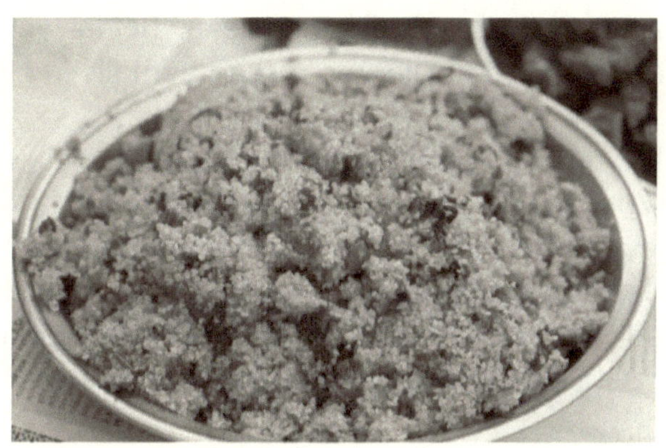

Zutaten für 2 Portionen:

1 Möhre
1 Pastinake
1 Zwiebel
50 g getrocknete Aprikose, ungeschwefelt
50 g Walnüsse
50 g Zuckerschoten
25 g Pinienkerne
2 EL Kokosöl
50-75 g Bulgur
100 ml Gemüsebrühe
25 g Rucola
½ Bund Schnittlauch
Meersalz

Pfeffer
1 Limette
1 TL Raz el Hanout Gewürz

Küchenutensilien: Messer, Brett, Pfanne, Rührlöffel
Arbeits- und Kochzeit: 20-30 min

Zubereitung:

Für diesen tollen exotischen Salat waschen Sie bitte das Gemüse und schälen die Möhre und die Pastinake. Beide werden nun in kleine Würfel geschnitten. Die Aprikosen ebenfalls in kleine Würfel schneiden.
Die Zwiebeln müssen geschält und möglichst klein geschnitten werden. Die Zuckerschoten werden längs halbiert.
Lassen Sie jetzt bitte eine große Pfanne erhitzen und rösten die Pinienkerne leicht an. Die feinen Röstaromen harmonieren perfekt mit den restlichen Zutaten. Nach dem Rösten können Sie die Pinienkerne zur Seite legen, sie werden erst später dem Gericht zugefügt.
Nehmen Sie erneut die große Pfanne und erhitzen das Öl darin. Rösten Sie den Bulgur 4-5 min an und löschen dann mit der Gemüsebrühe ab. Während der Bulgur köchelt können Sie die Aprikosen hinzugeben. Schmecken Sie mit Salz und Pfeffer ab.
Nachdem der Bulgur ca. 5 min gegart hat kann er entnommen und in eine Schüssel gegeben werden.
Geben Sie nun erneut etwas Öl in die Pfanne und braten das Gemüse glasig an.
Gerne können Sie nun etwas von dem Raz el Hanout Gewürz hinzufügen. Dies verstärkt das Aroma und gibt dem Salat den orientalischen Touch.
Vermischen Sie den Bulgur nun mit dem Gemüse und geben die gehackten Nüsse hinzu.
Pressen Sie die Limette aus und geben Sie den Saft mit dem geschnittenen Schnittlauch hinzu und mischen alles gut durch.

Als letzter Schritt wird der Rucola geputzt, geschnitten und unter den Bulgur-Salat gehoben.
Der fertige Salat kann mit den Pinienkernen garniert werden.

Ziegenkäse ist einfach lecker und liefert viele gesunde Proteine, die Nüsse spendieren uns gute Fette.
In Kombination mit dem Honig und den Gewürzen ist dieses Rezept einfach phantastisch als Vor- wie als Hauptspeise geeignet.

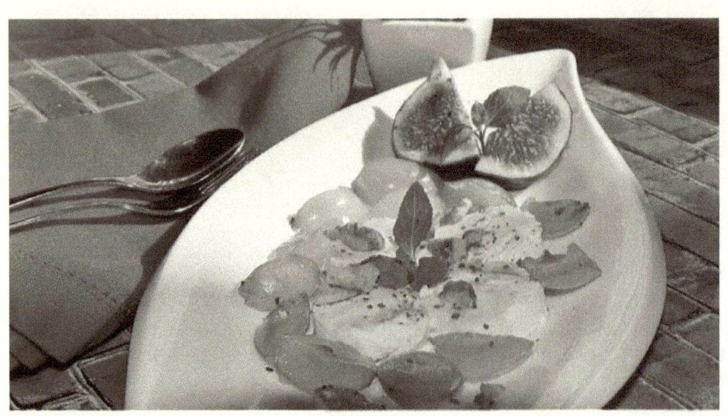

Zutaten für 2 Portionen:

1 Ziegenkäse rund, ca. 250 g schwer
50 g Nüsse
10-15 Trauben
3 TL Honig
Thymian
Salz
Baguette oder Bagel
Frische Feige

Küchenutensilien: Messer, Auflaufform
Arbeitszeit: 20-25 min
Koch-/Backzeit: 10-15 min

Zubereitung:

Schneiden Sie den Ziegenkäse in der Mitte in zwei Teile und richten die Scheiben in einer Auflaufform an.
Halbieren Sie die Trauben und hacke Sie die Nüsse in feine Stücke.
Die Trauben werden nun mit den Nüssen, dem Honig, dem Thymian und einer Prise Salz vermischt und über den Ziegenkäse gegeben.
Den Käse bei 175° für ca. 10-15 min in den Backofen geben.
Der Honig sollte nun schön karamellisiert, der Käse leicht verlaufen sein.

Dazu können Sie Vollkornbaguette oder einen Vollkornbagel sowie frische Feigen reichen.

Guten Appetit!

Ingwer und Kurkuma – Zwei Power-Wurzeln

Grüner Ingwer-Kurkuma Smoothie

Dieser Smoothie ist ein wahrer Booster für Ihr Immunsystem! Wir vereinen hier Obst und Gemüse, verfeinert und aufgepeppt mit Ingwer und Kurkuma. Gesund und lecker!

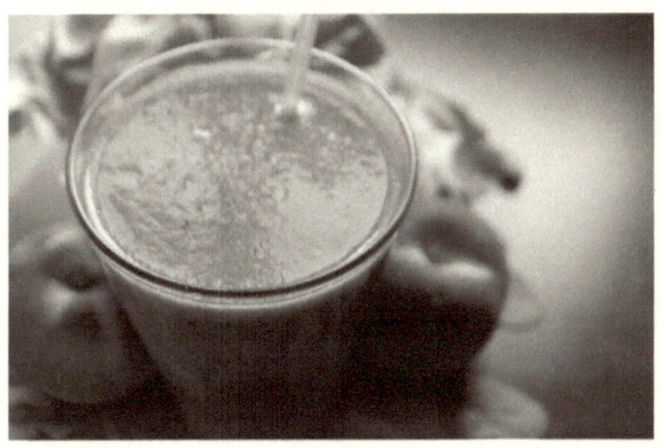

Zutaten für 1 Smoothie:

2 Orangen
1 Nektarine
1 Banane
1 Pak Choi (asiatische Kohlart)
2 cm frischer Ingwer
1 kleines Stück frischer Kurkuma
150 ml Wasser
1 EL Kokosöl

Küchenutensilien: Messer, Pürierstab, Messbecher
Arbeitszeit: 10 min
Koch-/Backzeit: ca. 3 min

Zubereitung:

Zuerst wird der Pak Choi gewaschen und zerkleinert. Das Gemüse wird nun mit dem Wasser und dem Kokosöl im Mixer püriert. Jetzt können Sie die restlichen Zutaten schälen und schneiden und dazugeben. Zum Schluss wird alles nochmals gut durchpüriert. Sie können die Ingwer und Kurkuma Menge anpassen, falls Ihnen das Getränkt zu scharf ist.
Genießen Sie den Smoothie als nahrhaften Zwischensnack.

Ingwer-Kurkuma-Wasser mit Kräutern

Fruchtig erfrischend und gesund. Das Rezept deckt wunderbar den Wasserbedarf und gibt uns so die Möglichkeit, stets auf wertvolle Vital- und Nährstoffe zurückgreifen zu können.

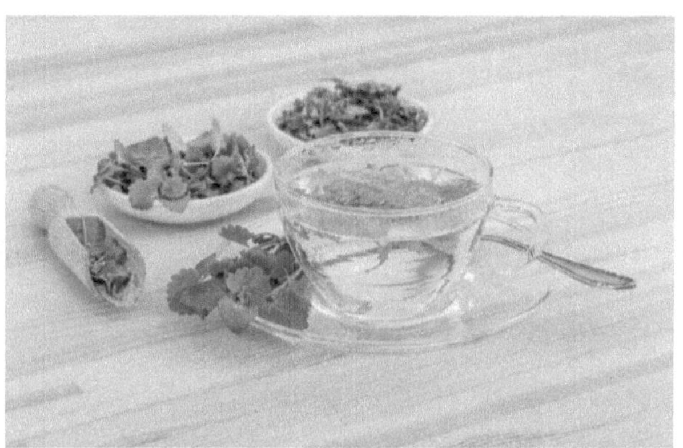

Zutaten für 1,5 Liter:

1 Ingwerwurzel
1 Kurkumawurzel
1 Zweig Zitronenmelisse
1 Zweig Minze
5 Salbeiblätter
1 Zitrone
1,5 ltr. Wasser

Küchenutensilien: Messer, Topf, Sieb
Arbeitszeit: 10-12 min
Koch-/Backzeit: 10-12 min

Zubereitung:

Den Ingwer und den Kurkuma waschen, schälen und in je 15 dünne Scheiben schneiden.
Danach werden die Kräuter gewaschen und die Blätter gerupft.
Nun können Sie das Wasser zum kochen bringen. Füge Sie im Anschluss den Zitronensaft einer Zitrone, den Ingwer und den Kurkuma sowie die Kräuter hinzu und lassen Sie alles zusammen für ca. 10 min. köcheln.
Zum Schluss den Topf von Herd nehmen und den Aufguss weitere 10 min. ziehen.
Die Kräuter können nun abgegossen werden. Dazu empfehle ich ein Küchensieb.
DasIngwer-Kurkuma-Wasser mit Kräutern in eine Flasche gießen und abkühlen lassen.
Es schmeckt herrlich wenn es gut gekühlt ist.

Ingwer-Zitronen-Honig

Ein Geheimtipp meines Akupunkteurs. Dieses feine Mischung gab er mir einst als ich mit einer schweren Erkältung zu kämpfen hatte. Am besten bereiten Sie den Zaubertrank schon im Frühjahr zu damit er Zeit hat um seine volle Wirkung zu entfalten.

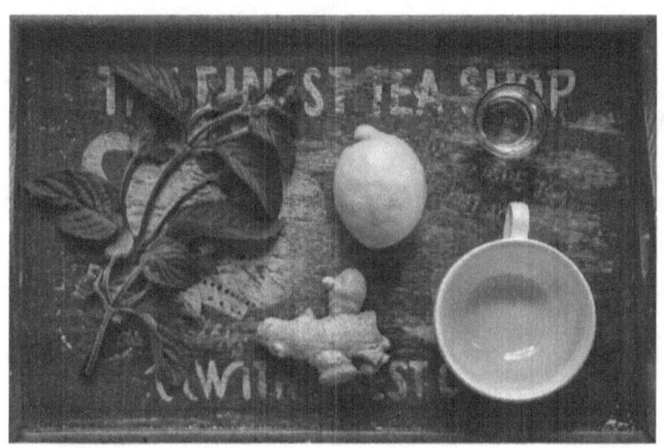

Zutaten für ein Einmachglas mit 1,2-1,5 ltr Füllvermögen:

3 Biozitronen
2 Knollen Ingwer
1,5 Gläser Honig (750g)
Wasser – Menge nach Bedarf
Variante: Zugabe von 1-2 Stängeln Minze oder Lavendel

Küchenutensilien: Topf, Messer, Schäler, Einmachglas
Arbeitszeit: 15 min
Koch-/Backzeit: 15 min
Ruhezeit: Mehrere Wochen bis Monate

Zubereitung:

Für diesen Geheimtipp schneiden Sie als erstes die Zitronen in dicke Scheiben. Soweit Sie Biozitronen verwenden können Sie die Schale dran lassen.
Nun bitte den Ingwer schälen und ebenfalls in dicke Scheiben schneiden.
Nun geben Sie alles in einen Topf und gießen den Honig und etwas Wasser hinzu.
Diese Mischung wird nun erhitzt. Bitte lassen Sie den Zaubertrank nicht kochen, dass kann viele wertvolle Nährstoffe zerstören.
Gießen Sie nun bitte etwas Wasser hinzu, bis einen trinkbare Konsistenz entstanden ist.
Als letzten Arbeitsschritt geben Sie alles in das Einmachglas. Gut verschlossen soll die Tinktur nun an einem dunklen Platz ruhen. Die Nährstoffe können sich nun wunderbar entfalten. Mein Akupunkteur sagte mir damals, dass besonders die Zitrone ihre Zeit bräuchte, um ihre volle Kraft zum Ausdruck bringen zu können.
Wenn Sie einen ausreichend großen Vorrat besitzen spricht nichts dagegen, mehrmals in der Woche ein bis zwei Löffel dieses traumhaften Extraktes zu genießen. Ihr Körper wird Ihnen dafür dankbar sein.

Tipp: Wenn's mal schnell gehen soll können Sie auch gerne folgendes versuchen: Schneiden sie 1 Biozitrone in dicke Scheiben und geben sie zusammen mit 1-2 daumengroßen Stücken Ingwer und 3 EL Honig in 1-1,5 ltr Wasser. Erhitzen das Gemisch in einem Topf bei niedriger Temperatur. Es soll nicht kochen. Lassen sie den „Tee" 10 min ziehen und nehmen ihn dann von der Herdplatte. Nach weiteren 5-10 min ruhen kann der „Tee" genossen werden. Eine Wohltat für Geist und Körper, besonders wenn das Immunsystem mal überlastet ist von Stress und Krankheit.

Tropische Tomatensuppe mit Ingwer und Mango

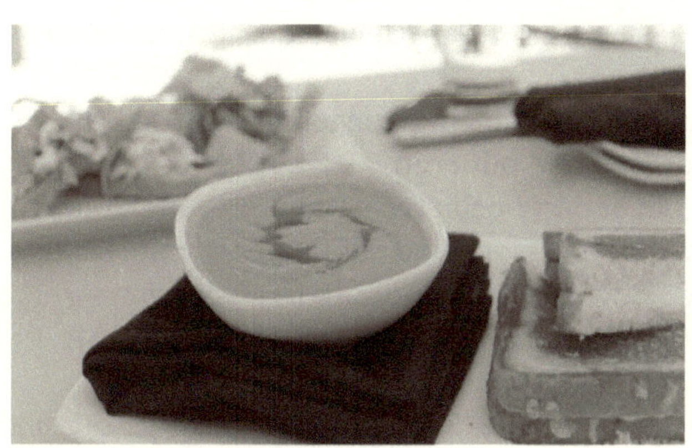

Zutaten für 2-3 Portionen:

500 g Tomaten
1 große Zwiebel
2-3 cm großes Stück Ingwer
1 Mango
1 Limette
2 TL Currypulver
1 Messerspitze Kurkuma
100 ml Gemüsebrühe
1 EL Öl
1-2 TL Marmelade
50 g Lachsschinken
Salz
Pfeffer, gemahlen

Küchenutensilien: Messer, Rührlöffel, Topf, Suppenkelle
Arbeitszeit: ca. 20 min.
Koch-/Backzeit: ca. 15 min.

Zubereitung:

Für diese tolle Suppe schälen und würfeln Sie bitte die Zwiebel und den Ingwer und dünsten beides im Topf an. Dann geben Sie die gewürfelten Tomaten und die Gemüsebrühe hinzu.
Schmecken Sie nun mit den Gewürzen ab und lassen alles ca. 10 min. Köcheln.
Die Mango fein würfeln und ungefähr die Hälfte davon mit zur Suppe geben und fein pürieren.
Gießen Sie bei Bedarf noch etwas Gemüsebrühe dazu.
Die Limette auspressen und die Suppe mit Limettensaft, der Marmelade sowie Salz und Pfeffer abschmecken. Für den tropischen Touch können Sie etwas Limettenschale in die Suppe reiben.
Die Suppe kann nun in Suppentellern angerichtet und mit dem Schinken und den Mangowürfeln dekoriert werden.

Quark mit Banane, Ingwer und Früchten

Dieser Nachtisch vereint einige gesunde und wertvolle Zutaten! Der Quark liefert gut verdauliches Eiweiß, die Banane macht glücklich und die Gewürze Ingwer und Zimt sorgen für eine wohltuende Schärfe und feinen Geschmack.
Ob man Früchte und Cerealien als Topping nimmt bleibt jedem selbst überlassen. Mir schmeckt`s!

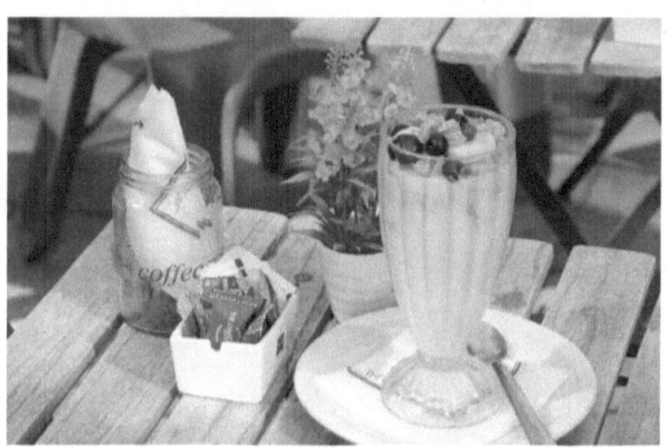

Zutaten für 2 Portionen:

1 Packung Quark (250 g)
6 EL Milch
1 Banane
Ingwerpulver nach Bedarf (Fangen Sie am besten vorsichtig an!)
1 Prise Zimt
Zusätzliche Süße bei Bedarf durch z.B. Kokoszucker
Rote Früchte und Cerealien bei Bedarf

Küchenutensilien: Glas oder Schale, Gabel, Messer
Arbeitszeit: 5-7 min

Zubereitung:

Das Rezept ist super schnell zubereitet und bringt den nötigen Pfiff in den Tag!
Zerdrücken Sie bitte als erstes die Banane, geben etwas Ingwerpulver dazu und vermischen alles mit den Quark und der Milch.
Schmecken Sie mit etwas Zimt und, falls Ihnen der Quark nicht süß genug ist, etwas Kokoszucker oder ähnlichem ab.
Als Toppig können Sie den Quark mit ein paar roten Früchten und Cerealien garnieren. Das muss aber nicht sein, es schmeckt auch so hervorragend!

Goldene Milch aus frischer Kurkumapaste

Herrlich lecker und so gut für uns Frauen in der turbulenten Zeit.
Wie Sie ja bereits wissen, ist Kurkuma eine ganz besondere Wurzel
und kann vielerlei positive Auswirkungen auf den weiblichen Körper
in den Wechseljahren haben.
Dieses tolle Getränk wird Ihr Repertoire an gesunden Köstlichkeiten
bereichern.
Finden Sie heraus wie viel Kurkuma Ihnen gut tut.

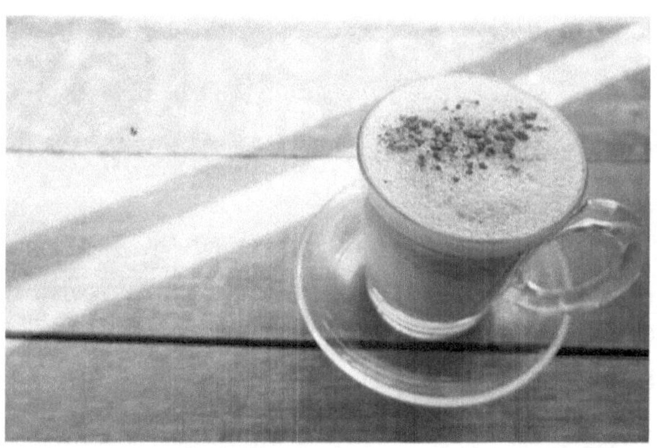

Zutaten für die Kurkumapaste:

1 Tasse Kurkuma
1 Tasse Wasser

Küchenutensilien: Messer, Reibe, Topf, Rührlöffel, Pürierstab,
Einmalhandschuhe da Kurkuma stark färbend ist
Arbeitszeit: 10 min
Koch-/Backzeit: 12-15 min

Zubereitung:

Für die Kurkumapaste nehmen Sie den Kurkuma und waschen ihn gründlich. Entfernen Sie nun vertrocknete Reste und beschädigte Stellen.
So vorbereitet kann der Kurkuma fein gerieben werden.
Geben Sie nun das Wasser, zusammen mit dem Kurkuma in einen Topf und lassen das Gemisch ca. 12-15 min köcheln.
Im Anschluss kann die Mischung mit einem Pürierstab fein püriert werden.
Nun sollte die Paste noch einige Minuten köcheln, damit die Masse noch etwas eindicken kann.
In Gläser gefüllt hält sich die Paste ca. 1 Woche im Kühlschrank. Sie kann auch portionsweise eingefroren werden. Dann hält sie locker einige Wochen.

Zutaten für 2 bis 3 Portionen der Goldene Milch:

500 ml Milch 3% Fett (gerne kann statt der Kuhmilch jede Art von Milch, also auch Mandelmilch, Sojamilch etc. verwendet werden.)
Kurkumapaste nach Geschmack
1 Vanilleschote
1-2 EL Kokoszucker

Die goldene Milch können Sie mit folgenden Gewürzen und Zutaten auffrischen:

Ingwerpulver
Pfeffer
Koriander
Bio-Orangenschale
Bio-Zitronenschale
Kardamom
Galgant
Kakao

Küchenutensilien: Topf, Schneebesen, Rührlöffel

Arbeitszeit: 5-7 min
Koch-/Backzeit: 5-7 min

Zubereitung:

Erwärmen Sie die Milch im Kochtopf und geben Sie die Kurkumapaste und die Vanilleschote unter Rühren hinzu. Tasten Sie sich langsam an die Dosis der Kurkumapaste heran und steigern Sie sie bei Bedarf.
Nun können Sie die Gewürze und Zutaten hinzufügen die Ihnen zusagen und die sie schon beim Anschauen glücklich machen.
Lassen Sie die goldene Milch noch ein paar Minuten ziehen bevor Sie die groben Reste entfernen und das Getränk in ein Glas geben.
Sünder können gerne noch ein klein wenig Sahne obendrauf packen.

Rezepte mit grünem Tee / Matcha

Ich liebe Matcha und/oder grünen Tee und seine positiven Auswirkungen auf den Körper.
Die Auswirkungen sind nicht von der Hand zu weisen und belegbar.
Besonders für uns Frauen sollte eine gute Tasse Matcha oder grüner Tee zum täglichen Ritual gehören.
Wer grünen Tee mag kann mal dieses tolle Brot probieren!

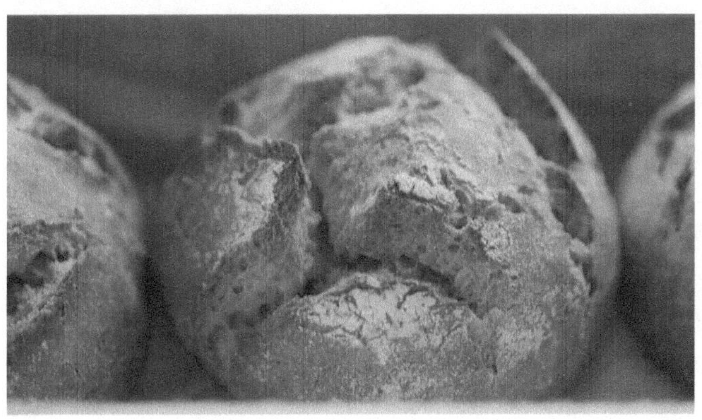

Zutaten für 1 Brot:

2-3 TL Matcha oder 2-3 Btl. grüner Tee
500 ml Wasser
500 g Roggen-, Dinkel- oder Vollkornmehl
250 ml Kefir
3-4 TL Salz
10-12 g Trockenhefe

Küchenutensilien: Rührlöffel, Knethaken, Schüssel, Brotbackformen
Arbeitszeit: ca. 30 min
Ruhezeit: 2,5-3 Std
Koch-/Backzeit: ca. 30 min

Zubereitung:

Für dieses herrliche Brot brühen Sie bitte als Erstes den Tee auf und lassen ihn etwas abkühlen.
Nun können Sie alle Zutaten in einer Schüssel, mit Hilfe eines Knethakens verkneten.
Den Teig glatt streichen und zugedeckt ca. 2 Std. gehen lassen.
ACHTUNG: Der Teig geht stark auf.
Im nächsten Schritt den Teig nochmals kurz kneten und in 1-2 eingefettete Brotbackformen geben.
Ich benutze dafür Formen aus Silikon.
Den Teig nun im Backofen bei 50° ca. 30 min gehen lassen.
Im letzten Schritt erhöhen Sie die Temperatur auf 190° und backen die Brote erneut für ca. 30 min.
Tipp: Sie können eine Schale mit Wasser in den Backofen stellen. Dies erhöht die Luftfeuchtigkeit im Backofen.

Das Brot kann zum abkühlen auf ein Gitterrost gelegt werden.
Nach dem Abkühlen kann das Brot genossen werden.
Probieren Sie es mal nur mit etwas Butter und Salz. So kommt der feine Teegeschmack besonders gut zur Geltung.

Viele der Rezepte können mit grünem Tee als auch mit Matcha zubereitet werden.
Dem Matcha, als eine Premium-Variante, werden gewisse Qualitäten nachgesagt. Manch Einer ist der Meinung, dass Matcha Geldverschwendung sei.
Das muss jeder für sich wissen.

Matcha Kuchen

Ab und An brauchen wir Alle mal was Süßes.
Warum nicht diesen tollen Kuchen probieren und sogar etwas für unsere Gesundheit tun. Außerdem sieht der Kuchen einfach klasse aus.
Viel Spaß beim backen!

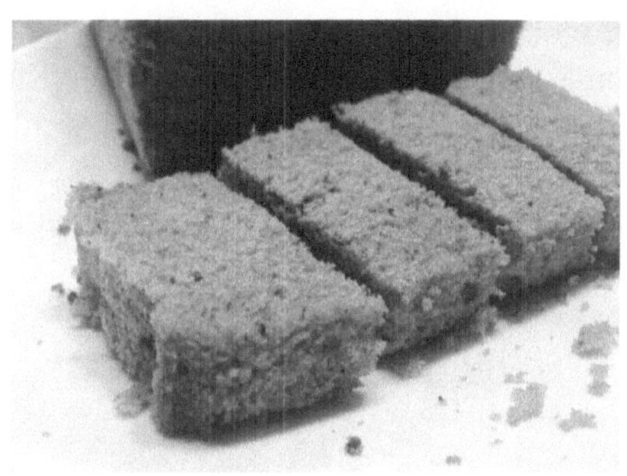

Zutaten für 1 Kuchen:

200 g Vollkornmehl
150 g Kokoszucker
150 ml Rapsöl
3 Einer Größe M
5 EL Milch (hier geht alles was einem schmeckt)
10-12 g Matcha Tee
1 TL Backpulver

Küchenutensilien: Rührlöffel, Schüssel, Schneebesen, Knethaken, Backform

Arbeitszeit: 15-20 min

Koch-/Backzeit: ca. 30 min

Zubereitung:

Vermischen Sie das Vollkornmehl mit dem Backpulver, dem Matcha und ca. 2/3 des Kokoszucker in einer Schüssel.
Bei zwei Eier muss der Dotter vom Eiweiß getrennt werden.
Das Eiweiß müssen Sie steif schlagen und dabei vorsichtig ca. 1/3 des Kokoszucker hinzugeben.
Nun wird das Öl mit dem Dotter sowie einem weiteren Ei schön schaumig geschlagen. Dabei geben Sie bitte die Milch hinzu.
Um einen schönen Teig zu erhalten muss nun die Mehl-Zucker-Tee Mischung hinzu und heben im Anschluss vorsichtig das Eiweiß unter.
Den Teig in eine eingefettete Form geben und bei ca. 160° für 30 min backen.

Abkühlen und schmecken lassen!

Eistee mit Ananas und grünem Tee

Die Erfrischung bei heißen Sommertagen. Ein absoluter All-Day-Durstlöscher!
Einfach, schnell zubereitet und gesund.
Probieren Sie es aus liebe Damen!

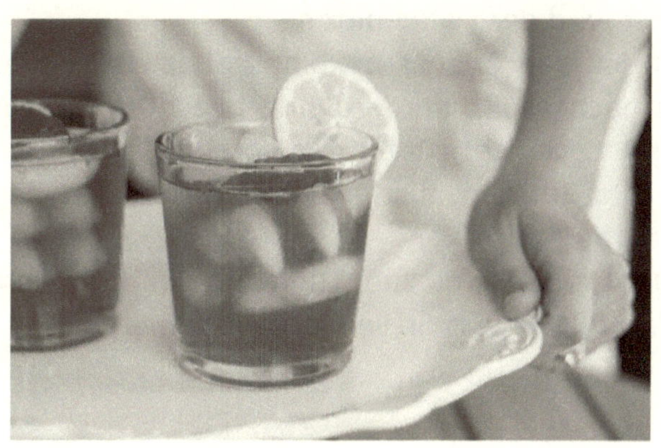

Zutaten für ca. 1 Liter:

300 ml Ananassaft (frisch gepresst oder Direktsaft!)
1 Bio-Zitrone
3-4 EL grüner Tee
Kokoszucker zum individuellen Nachsüßen
700 ml Wasser

Küchenutensilien: Reibe, Karaffe, Topf
Arbeitszeit: 5-10 min
Abkühlzeit: 1-2 Std

Zubereitung:

Für diesen tollen Durstlöscher eignen sich ausschließlich Bio-Zitronen. Wir benötigen die Schale, und die muss unbehandelt sein. Bitte achten Sie auf Ihre Gesundheit!
Die Zitronenschale wird mittels einer Reibe abgerieben und mit dem Wasser kurz zum Kochen gebracht.
Lassen Sie das Wasser nun auf ca. 80° abkühlen. Dies ist wichtig, der Grüntee sollte nicht mit kochendem Wasser aufgegossen werden.
Nun geben Sie den grünen Tee hinzu und lassen alles bei geschlossenem Deckel ca. 1,5-2 min ziehen. Bitte entfernen Sie nun den Tee, sonst wird der Eistee bitter.
Jetzt können Sie den Ananassaft hinzugeben. Bei Bedarf kann mit Kokoszucker nachgesüßt werden. Bitte beachten Sie: zuviel Zucker, egal welcher Art, ist nicht gut für den Körper.
Kochen Sie alle Zutaten kurz auf und lassen den Tee dann auf Zimmertemperatur abkühlen.
Jetzt kann der grüne Eistee zum kühlen in den Kühlschrank gestellt und bei Bedarf mit Eiswürfeln serviert werden.

Hopfen und Malz – Gott erhalts – Tolles mit Bier!

Mädels, trinkt mehr Bier! Die im Hopfen enthaltenen Phytohormone können unserem Körper gut tun. Gott sei Dank gibt es alkoholfreies Bier, sodass ich Euch hier ein Rezept ganz ohne Alkohol empfehlen kann. Es kann aber natürlich auch gerne Bier mit Alkohol genommen werden.

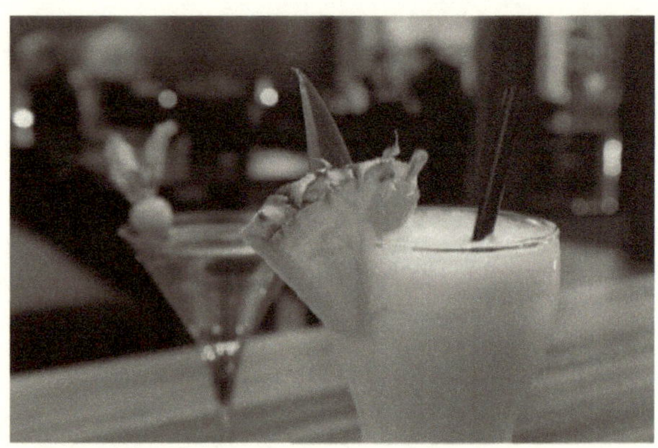

Zutaten für 2-4 Cocktails:

1-2 EL Kokoszucker
200 ml Ananassaft, frisch gepresst oder Direktsaft
120 ml Orangensaft, frisch gepresst oder Direktsaft
400 ml Bier, ggf. alkoholfrei
Eiswürfel

Küchenutensilien: Cocktailshaker
Arbeitszeit: max. 5 min

Zubereitung:

Für diesen herrlichen Cocktail geben Sie den Ananas- und den Orangensaft mit dem Kokoszucker und ein paar Eiswürfeln in einen Cocktailshaker und schütteln alles gut durch.
Verteilen Sie den Drink auf die Cocktailgläser und füllen ihn mit dem Bier auf.
Geben Sie in jedes Glas einen weiteren Eiswürfel und servieren die Drinks umgehend.
Prost!

Die leckere Sünde für die kalte Jahreszeit.

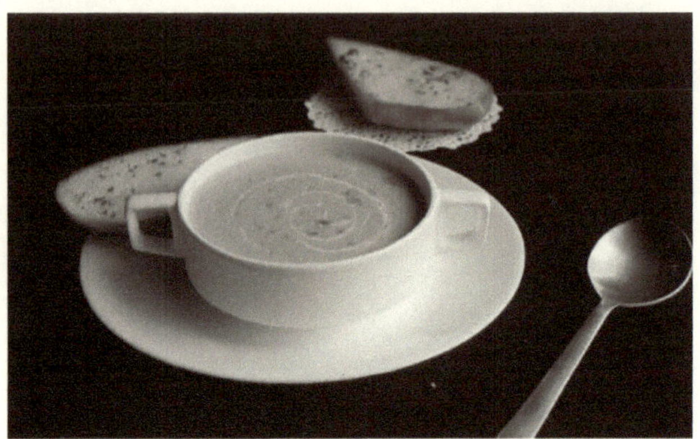

Zutaten für 4 Portionen:

125 g würziger Käse
3 Knoblauchzehen
50 g Butterschmalz
1 EL Vollkornmehl
500 ml Gemüsebrühe
500 ml Milch
250 ml Bier
Salz
Pfeffer
Sahne
Schnittlauch

Küchenutensilien: Topf, Rührlöffel, Reihe, Suppenkelle
Arbeitszeit: ca. 30 min

Zubereitung:

Ein weiteres tolles Rezept mit Bier, dass Sie nicht verpassen sollten.
Erhitzen Sie den Butterschmalz in einem Topf und geben Sie den fein gehackten Knoblauch hinzu. Schwitzen Sie den Knoblauch nun mit dem Vollkornmehl an und gießen Sie unter Rühren die Brühe hinzu. Kochen Sie alles kurz auf.
Geben Sie nun die Milch und das Bier dazu und erhitzen die Suppe vorsichtig. Bitte lassen Sie sie nicht kochen.
Sie können nun vorsichtig den geriebenen Käse unterrühren.
Mit Salz und Pfeffer kann die Suppe gewürzt werden.
Mit etwas Sahne und Schnittlauch garniert kann die Suppe nun serviert und heiß genossen werden.

Ein tolles Essen nach irischer Art. Ich liebe die Kombination aus Hähnchen und den würzigen Geschmack eines leckeren Schwarzbier.

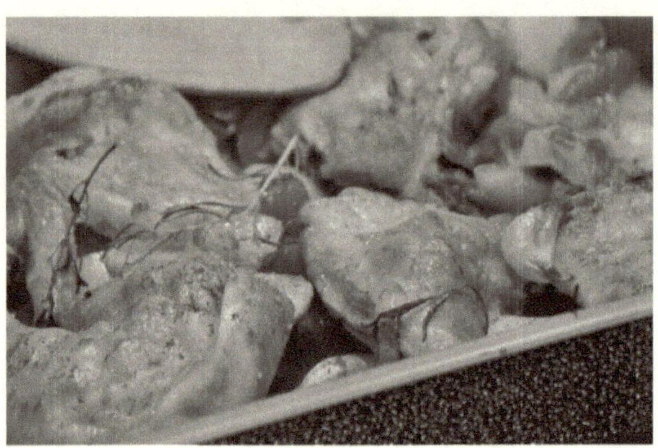

Zutaten für 4 Portionen:

4 Hähnchenschenkel
250 g Sellerie
4 kleine Zwiebeln
2 Knoblauchzehen
300 g Weißkohl
500 g Kartoffeln
2 Äpfel
2 EL Tomatenmark
2 EL Vollkornmehl
3 EL Rapsöl
2 Flaschen Schwarzbier
400 ml Gemüsebrühe
Salz
Pfeffer

Küchenutensilien: Bräter, Messer,
Arbeitszeit: 30 min
Koch-/Backzeit: 60 min

Zubereitung:

Als erstes bereiten Sie das Gemüse zu. Schälen und würfeln Sie den Sellerie, die Zwiebeln und den Knoblauch.
Putzen und waschen Sie den Kohl und schneiden ihn in kleine Stücke.
Nun können Sie das Öl im Bräter erhitzen und die Hähnchenschenkel von allen Seiten anbraten.
Würzen Sie das Hähnchen mit Salz und Pfeffer und stellen es beiseite.
Braten Sie jetzt das Gemüse im Bratensaft an und geben das Tomatenmark hinzu. Mit Salz und Pfeffer abschmecken.
Löschen Sie das Gemüse mit dem Bier und der Brühe ab und geben Sie die Hähnchenteile zum Gemüse.
Das Gemüse und das Fleisch sollten nun zugedeckt bei mittlerer Temperatur schmoren.
In der Zwischenzeit können Sie die Kartoffeln und die Äpfel schälen, waschen und Würfeln. Bei den Äpfeln können Sie auch die Schale dran lassen wenn es Bio-Äpfel sind, in der Haut stecken viele wertvolle Vitamine.
Nachdem das Hähnchen ca. 30 min geschmort hat, können Sie die Kartoffeln hinzugeben. Nach weiteren 20 min die Äpfel.

Servieren Sie dieses tolle Rezept ihren drei besten Freundinnen, sie werden begeistert sein.

Eine weitere köstliche Erfrischung mit (alkoholfreiem) Bier.
Wunderbar für den nächsten Mädelsabend!

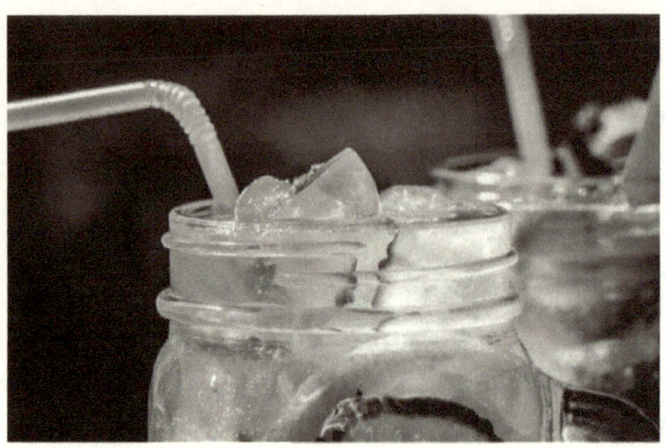

Zutaten für 2 Portionen:

20 ml Grenadine
200 ml Ginger Ale
Saft von einer Limette
1 Flasche Bier
Zerstoßenes Eis
Kirsche und Limettenscheibe als Dekoration

Küchenutensilien: keine besonderen Utensilien notwendig
Arbeitszeit: 5-10 min

Zubereitung:

Geben Sie zerstoßenes Eis in ein Cocktailglas und geben Grenadine und Ginger Ale hinzu.
Füllen Sie das Glas mit dem Bier auf.
Welches Bier Sie dafür nehmen, liegt ganz an Ihnen und Ihrem persönlichen Geschmack. Es gibt heut zu Tage viele verschiedene Sorten Bier, die bereits alkoholfrei erhältlich sind.
Ich bevorzuge ein Pale Ale, wegen des leicht zitronigen Geschmacks. Dies gibt es allerdings nicht alkoholfrei. Ich trinke die Brause ab und an gerne auch mal ganz gerne mit etwas Alkohol.

Prost!

Tolle Rezepte mit Fisch – Die Eiweißbombe

Fischsuppe nach Bouillabaisse-Art

Fisch ist gesund und liefert unserem Körper wichtiges Eiweiß und viele gesunde Nährstoffe.
Wer die tolle Suppe noch nicht probiert hat wird sich auf eine Geschmacksexplosion vorbereiten müssen. Hier ein Rezept, angelehnt an das Original. Der Fenchel sorgt für Schwung im (Hormon)Haushalt.

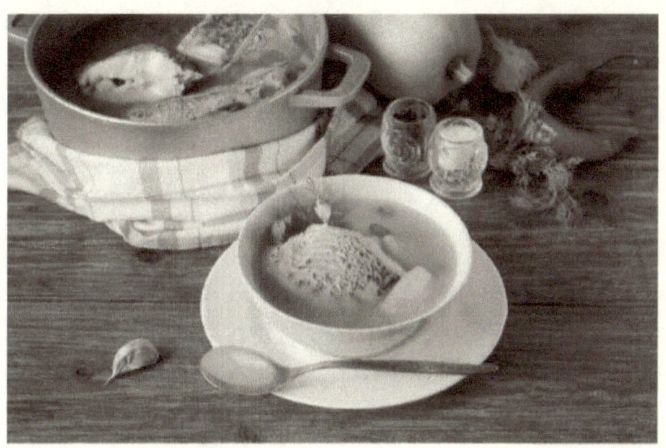

Zutaten für 2-4 Portionen:

1 Stange Lauch
2 Karotten
2 große Zwiebeln
3 Knoblauchzehen
1 Fenchelknolle mit Grün
500 g Seefisch
Etwas Safran für die Farbe
1 TL Anis
1 Schnapsglas Wermut
400 ml Fischfond
400 ml Gemüsebrühe
1 Dose Tomaten in Stücken

3 EL Tomatenmark
Salz
Pfeffer
Oregano
Bohnenkraut
Lorbeerblatt
Thymian
Chili
Olivenöl
Etwas Kürbis kann bei Belieben gerne dazugegeben werden.
Als Beilagen empfehlen wir Baguette, am besten aus Vollkornmehl.

Küchenutensilien: Messer, großer Topf, Rührlöffel, Gewürzsieb
Arbeitszeit: 20 min
Koch-/Backzeit: 40 min

Zubereitung:

Für diese tolle Suppe erhitzen Sie zuerst das Olivenöl im Topf und braten die gehackten Zwiebeln und den Knoblauch glasig an. Nun geben sie das Tomatenmark hinzu und rösten es mit an. Den Anis und das Lorbeerblatt hinzugeben und alles mit dem Wermut ablöschen. Es empfiehlt sich den Anis und das Lorbeerblatt in ein Gewürzsieb zu packen damit man diese geschmacksintensiven Gewürze später einfach entfernt werden kann.
Als Nächstes lassen Sie die Flüssigkeit verdampfen und geben das geschnittene Gemüse dazu.
Lassen Sie alles ca. 2-3 min köcheln und gießen Sie mit dem Fisch- und den Gemüsefond sowie den gehackten Tomaten die Suppe auf.
Würzen Sie nun die Suppe mit den Gewürzen und schmecken Sie von Zeit zu Zeit ab. Die Suppe muss nun ca. 25 Min köcheln.
Nachdem die Suppe ausreichend geköchelt hat kann das Gewürzsieb entfernt werden.
Nun können Sie den Fisch dazugeben und alles nochmals abgedeckt ca. 15 min simmern.
Die Suppe sollte nicht kochen!

Salat mit Gurke, Fenchel, Datteln und gebratenem Lachs

Herrlich erfrischend, würzig und mit viel gutem Eiweiß! So liebe ich das. Dieser Salat ist super einfach und schnell gemacht!

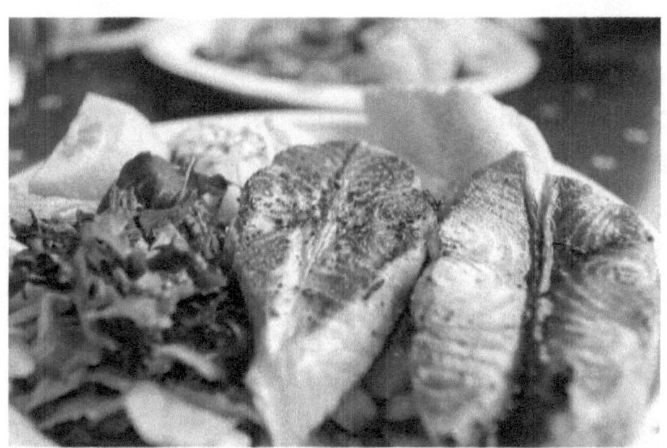

Zutaten für 2 Personen:

1 kleiner Salat
1 kleine Gurke
½ Fenchel
2 Lauchzwiebeln
2 Lachsfilets
6 Datteln
2 EL Walnusskerne
Salz
Pfeffer
1 ½ EL Limettensaft
3 EL Olivenöl

Küchenutensilien: Schüssel, Pfanne, Pfannenheber, Rührlöffel, Messer, Abtropfsieb

Arbeitszeit: 15-20 min
Ruhezeit: ca. 15 min

Zubereitung:

Zuerst werden der Salat und die Gurken gewachsen und abgetrocknet. Danach können Se die Gurke halbieren und die Kerne entfernen. Den Salat in mundgerechte Stücke schneiden.
Putzen Sie nun bitte den Fenchel, schneiden das Grün ab und legen es zur Seite.
Die Gurke und der Fenchel werden nun in Streifen geschnitten. Die Lauchzwiebeln ebenfalls waschen und in Ringe schneiden.
Aus Salz, Pfeffer, Olivenöl und Zitronensaft wird nun das Dressing angerührt. Das Dressing mit dem Gemüse, den Datteln und den Walnusskernen vermischen und durchziehen lassen.
In der Zwischenzeit können Sie den Lachs in etwas Öl goldbraun anbraten und durchziehen lassen.
Schneiden Sie den Fisch in mundgerechte Stücke und heben ihn vorsichtig unter den Salat. Den Salat können Sie nun auf einem Teller anrichten und mit dem Fenchelgrün garnieren.

Guten Appetit!

Knobi-Garnelen mit Zoodles – low carb -

Meeresfrüchte sind gesund und enthalten viele wertvolle Nährstoffe. Auch der Knoblauch ist für seine positiven Auswirkungen auf unseren Körper bekannt. Zur Chili brauche ich jetzt eigentlich nichts mehr zu sagen. Und Zoodles ... ja ... das sind Zucchininudeln. Wer sie nicht mag und auf Low Carb verzichten kann/möchte, kann auch gerne Vollkornnudeln nehmen. Wie gesagt, esst mehr Vollkorn.

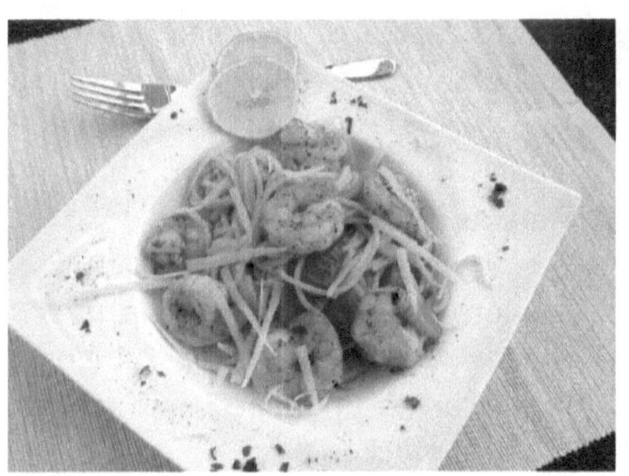

Zutaten für 2 Portionen:

250 g Garnelen
3 Knoblauchzehen
2 Chilischoten
75 ml Olivenöl
1 Zucchini
Salz
Pfeffer
Parmesan

Küchenutensilien: Pfanne, Messer, Topf, Abtropfsieb, Spiralschneider
Arbeitszeit: ca. 25 min
Koch-/Backzeit: ca. 3-5 min

Zubereitung:

Bitte waschen Sie als Erstes die Garnelen und lassen Sie abtropfen. Der Knoblauch muss in Scheiben und die Chilischote entkernt und in kleine Streifen geschnitten werden.

Kommen wir nun zu den Zoodles. Klingt so exotisch und ich dann doch so simple in der Zubereitung. Es geht ganz einfach! Einfach mit Hilfe eines Spiralschneiders aus den geschälten und entkernten Zucchini die Zoodles herstellen. Das warst auch schon.

Stellen Sie nun einen Herd auf den Topf und erhitzen Sie das Wasser. Geben Sie etwas Salz hinzu.

Während das Waser erhitzt wird können Sie das Olivenöl in eine Pfanne erhitzen und die Garnelen, den in Scheiben geschnittenen Knoblauch und die entkernte Chili ca. 3 min anbraten. Bei Bedarf mit Salz und Pfeffer abschmecken.

Geben Sie nun die Zoodles in das kochende Wasser und lassen sie ca. 3 min. kochen.

Alles zusammen auf einem Teller anrichten und frisch geriebenen Parmesan dazugeben. Hhhmmmmmm … lecker …

Tolle Rezepte mit Soja – Vegan/Vegetarisch

Diese tolle vegane Variante von „Chicken Korma" enthält viele Zutaten, die ich als Glücksnahrung beschrieben habe. Tuen Sie sich und Ihrem Körper etwas Gutes!

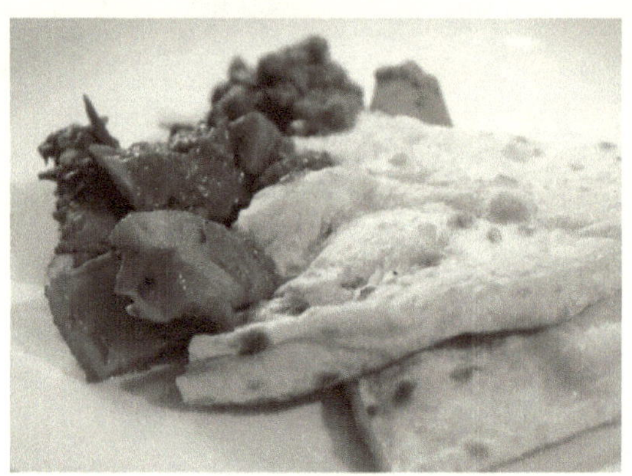

Zutaten für 4 Portionen:

300 g Sojagranulat (gibt's z.B. im Reformhaus)
 1 l Gemüsebrühe
zwei Dosen Kokosmilch
3TL rote Currypaste
5 EL Tomatenmark
Vier Knoblauchzehen
ein Stück Ingwer
zwei Zwiebeln
vier Nelken
2 TL Salz
ein TL Pfeffer
2 TL Kurkuma
2TL Currypulver
2TL Kreuzkümmel

bei Bedarf Mandeln
Einige Stiele Koriander oder Basilikum
3 TL Kokosöl
Beilage Reis oder Naan Brot

Küchenutensilien: Messer, Pfanne, Wok, Sieb, Rührlöffel, Knoblauchpresse
Arbeitszeit: ca. 30 min
Koch-/Backzeit: ca. 15 min
Ruhezeit: ca. 30 min

Zubereitung:

Weichen Sie bitte zuerst die Sojastücke in heißer starker Gemüsebrühe ein und lassen sie einige Minuten ziehen. Sie sollten hier nicht an der Brühe sparen, Soja hat keinen Eigengeschmack. Bitte beachten Sie dass der Soja sein Volumen enorm vergrößert. Also bitte eine ausreichend große Schüssel verwenden.
Rösten Sie nun bitte die gehobelten Mandeln in einer Pfanne (ohne Öl) kurz an und stellen diese beiseite. Gerne können Sie noch etwas Chili dazu geben.
Nun können Sie die trockenen Gewürze mit einem Mörser zerkleinern und miteinander vermischen.
Pressen Sie den Knoblauch in der Knoblauchpresse und schneiden die Zwiebeln und den Ingwer in kleine Stücke.

Nachdem alle Vorbereitungen getroffen sind, können Sie das Kokosöl in einem Wok erhitzen. Geben Sie die Currypaste mit dem Tomatenmark, den gehackten Zwiebeln, dem gewürfelten Ingwer, den Gewürzen und dem gepressten Knoblauch dazu und braten alles kurz scharf an.
Lassen Sie nun den Soja abtropfen und geben Sie ihn in den Wok.
Alles nochmal kurz scharf anbraten.
Die restliche Brühe stellen Sie bitte zur Seite, sie wird später noch gebraucht.

Bereiten Sie nun den Reis zu oder backen das Brot kurz auf, je nachdem welche Beilage Sie bevorzugen.

Nach weiteren 5 Minuten können Sie die Kokosmilch in den Wok geben und alles umrühren. Lassen Sie nun das Korma für circa 20 Minuten köcheln. Bei Bedarf können Sie etwas Gemüsebrühe nachfüllen falls Ihnen das Gericht zu dickflüssig ist.

Als Garnitur können Sie nun den Koriander und/oder den Basilikum kleinschneiden und gemeinsam mit den Mandeln in einer Schüssel anrichten.

Das „Korma" kann nun serviert und mit der Garnitur angerichtet werden.
Dazu können Sie Reis oder Naan-Brot anbieten.

Erdnuss-Gemüsepfännchen mit Soja

Dieses feine Soja-Gericht ist aus meinem Haushalt nicht mehr weg zu denken.
Ich koche es regelmäßig, da mir die tollen Nährstoffe gut tun und ich den Geschmack liebe.
Zudem kann sich hier besonders der Soja positiv auf unseren Hormonhaushalt auswirken.

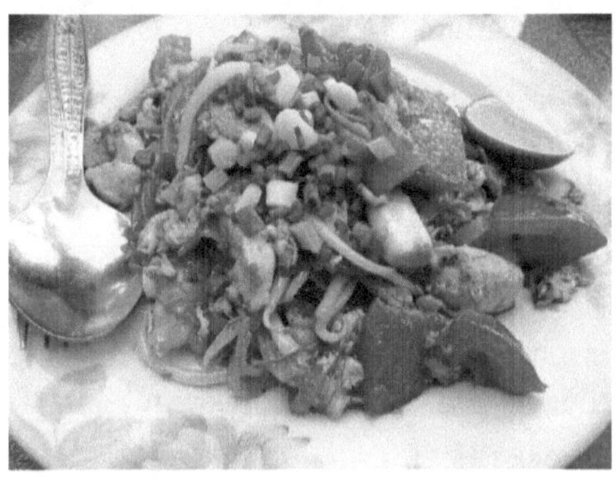

Zutaten für 2-3 Portionen:

1 Tasse Sojagranulat, wahlweise frischer Tofu
1 ltr Gemüsebrühe zum Einweichen des Sojagranulates
1 Zwiebel
1 Knoblauchzehe
½ Möhre
1 Dose Mais
1 Paprika
½ Zucchini
3 EL Sojasoße
4 EL Erdnussbutter
1-2 Zweige Petersilie

1 Frühlingszwiebel
150 ml Sojamilch
Ein paar Sojasprossen
Chilipulver
Pfeffer
Curry
2 EL Rapsöl
Vollkornmehl zum Andicken
1 Tasse Wildreis

Küchenutensilien: Topf, Messer, Rührlöffel
Arbeitszeit: 25-30 min
Koch-/Backzeit: ca. 20 min
Ruhezeit: 5-7 min

Zubereitung:

Das Sojagranulat in eine Schüssel geben und mit heißer Gemüsebrühe übergießen. Das Granulat nun mindestens 5-7 min ziehen lassen. Es wird seine Größe in der Zeit verdoppeln.

Anschließend können Sie die Sojastücke gut auspressen und mit Salz und Pfeffer nachwürzen.

Die gewürzten Sojastücke können Sie nun in einem Topf mit etwas Öl schön knusprig braun anbraten.

Im Anschluss geben Sie die gewürfelte Zwiebel, die Möhre und die Knoblauchzehe hinzu und braten alles weiter an.

Im nächsten Schritt wird die Zucchini geschält und gewürfelt. Die Möhre und die Paprika ebenfalls würfeln. Geben Sie nun das Gemüse gemeinsam mit dem Mais in den Topf und lassen es einige Minuten schmoren.

Zum Schluss schneiden Sie noch die Frühlingszwiebeln in Ringe und geben diese mit dazu.

Mit der Sojamilch, der Sojasoße und etwas Brühe ablöschen.

Das Gemüse kann jetzt mit der Erdnussbutter sowie etwas Chili und Pfeffer abgeschmeckt werden.

Lassen Sie das Gericht noch einige Zeit köcheln bis die Zucchini gar ist. Verloren gegangene Flüssigkeit kann durch Sojamilch ersetzt werden.

In der Zwischenzeit können Sie den Reis zubereiten.

Schmecken Sie noch ein letztes Mal ab, bevor dieses feine Essen mit Wildreis auf dem Teller landet.

Ich liebe diesen Shake und wollte Ihnen dieses einfache und doch so tolle und nahrhafte Rezept nicht vorenthalten.
Und Soja kann unseren Hormonhaushalt auf natürliche Art beeinflussen.

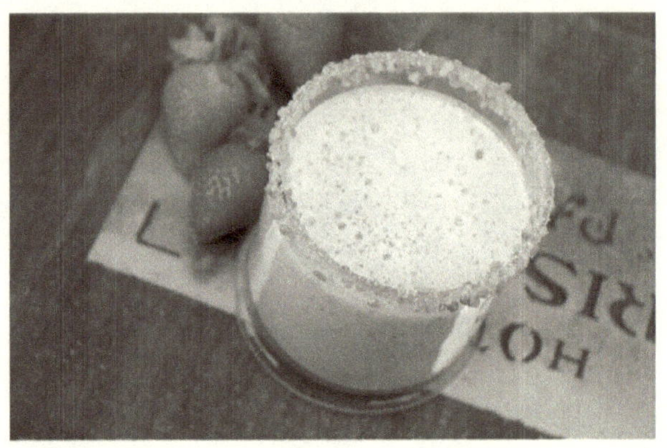

Zutaten für 2 Shakes:

300 ml Sojamilch
50-100 g Haferflocken
1 Banane
15 Erdbeeren
Honig oder Kokoszucker zum nachsüßen

Küchenutensilien: Mixer
Arbeitszeit: 5-10 min

Zubereitung:

Soooo einfach und sooooo lecker!
Einfach alle Zutaten in den Mixer geben und bei mittlerer Stufe mixen.
Bitte beachten Sie, je mehr Haferflocken Sie dem Shake hinzufügen, desto dickflüssiger wird er. Variieren Sie also die Menge für ein optimales Verhältnis.

Lassen Sie es sich schmecken!

Soja-Milchreis – Eine Variante für diejenigen von Euch, die auf Milchprodukte verzichten wollen.

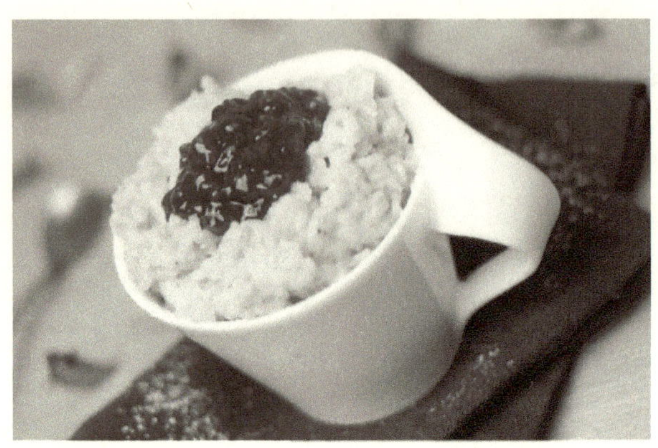

Zutaten für 2 Portionen:

1 Tasse Reis, ich empfehle Risottoreis
Insgesamt 6 Tassen Sojamilch
3-4 EL Kokoszucker
Rote Früchte

Küchenutensilien: Topf, Rührlöffel
Arbeitszeit: ca. 30 min

Zubereitung:

Geben Sie den Reis und vier Tassen Sojamilch und dem Kokoszucker in einen Topf und kochen Sie alles unter Rühren für 15 min schön cremig auf.
Nehmen Sie nun den Reis vom Herd und geben Sie zwei weitere Tassen Sojamilch hinzu. Rühren Sie den Milchreis gut durch und lassen ihn abkühlen.

In der Zwischenzeit können Sie ein paar rote Früchte mit etwas Wasser und etwas Süße in einem Topf erhitzen und leicht pürieren.

Den Milchreis in Schalen verteilen und mit den heißen Früchten servieren.

Guten Appetit!

BONUSREZEPT: Aroma-Kokosöl

Kokosöl ist schon lange ein wichtiger Bestandteil meiner täglichen Morgenroutine.

Mein Morgen beginnt mit einer guten Tasse Kaffee. Ich liebe es, zwischen Cappuccino, Espresso, Bulletproof Coffee oder Café-Chocolat zu variieren und so mein Lieblingsgetränk an mein morgendliches Befinden anpassen zu können.

Dabei lese ich ein bisschen die täglichen Nachrichten oder recherchiere für ein neues Buch.

Im Anschluss daran gehe ich ausgiebig duschen.

Für mich gibt es nichts schöneres als mich nach dem Duschen mit aromatisierten Kokosöl einzucremen.

Die ätherischen Öle die ich hier zugesetzt habe, lösen Wohlbefinden bei mir aus und machen mich fit für den Arbeitsalltag.

Ätherische Öle können positive Wirkungen auf den Körper haben.

Probieren Sie es aus, Sie werden es nicht bereuen!

Aromatisiertes Kokosöl

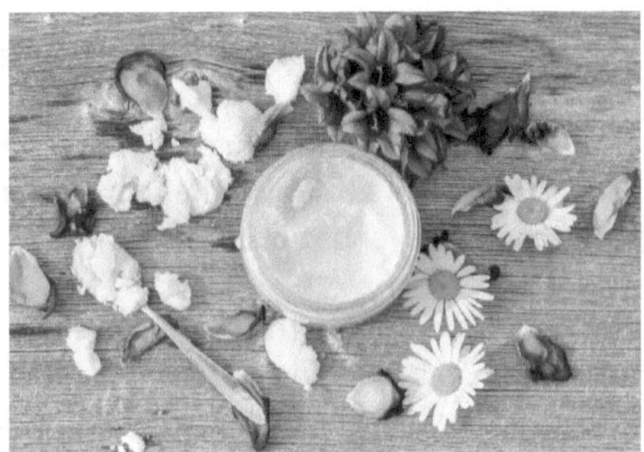

Zutaten für 500 ml Kokosöl:

500 ml Kokosöl
1 Bio Limette
1 Bund Lavendel
Blüten
Natürliches Aromaöl – sparsam dosieren
Marmeladengläser o.ä. mit Schraubverschluss

Zubereitung:

Sie können zu Beginn einfach mehrere Marmeladengläser mit verschiedenen Mischungen testen, um die für Sie Beste zu finden.
Ich habe mich für die Limette-Lavendel Variante entschieden.

Ich liebe es!

Dazu nehmen Sie einfach ein Marmeldenglas und füllen es mit etwas Limettenschale und Lavendel. Die Menge passen Sie bitte an Ihren Bedarf an. Je mehr Öle und Pflanzenteile Sie hinzusetzen, desto intensiver ist der Duft.
Gießen Sie dann das, bei Zimmertemperatur flüssige, Kokosöl auf das Pflanzenmaterial und lassen alles an einem warmen Ort mindestens zwei Wochen ziehen.
Je länger das Pflanzenmaterial im Kokosöl verweilt, umso besser!

Bitte beachten Sie, dass bei der Zugabe von konzentriertem ätherischen Öl keine lange Reifezeit eingehalten werden muss.
Es kann eigentlich sofort verwendet werden.

Seien Sie kreativ und experimentieren Sie ein wenig rum. Es kann nichts passieren. Außer dass Ihnen der Duft am Ende nicht zusagt.
Dann können Sie das Öl an jemanden verschenken, der den Duft mag.

Das aromatisierte Kokosöl kann vielfältig verwendet werden.
Sie können es dem Essen beigeben oder sich von Kopf bis Fuß damit eincremen.

Egal wie, es wird einfach dufte sein!

Viel Spaß beim Nachmachen.

P.S.
Wundern Sie sich bitte nicht, wenn das Kokosöl bei Kälte fest wird.
Das ist normal. Bei Zimmertemperatur oder auf den Hand zergeht das Öl innerhalb von Sekunden.

Tipp:
Nehmen Sie mal einen kleinen Löffel Kokosöl und lassen es auf der Zunge zergehen.
Ein Genuss!

Tagebuch „Meine Wechseljahre"

Liebe Damen,

Sie haben das Buch „Meine Wechseljahre" gelesen und hoffentlich viel Input für Sich daraus gezogen. Vielen Dank, dass Sie bis hierher durchgehalten haben. Jetzt geht es an die Umsetzung des Erlernten.

Als Bonus zu diesem Ratgeber erhalten Sie nun exklusiv unsere Tagebuchvorlage „Meine Wechseljahre".

Auf der Homepage **digitalebuecherecke.com** können Sie die Tagebuchvorlage auch separat herunterladen.

Gehen Sie zum einlösen des Downloadcodes auf die Seite **digitalebuecherecke.com** und dort auf das **Downloadcenter**. Sie finden dort die Tagebuchvorlage. Sobald Sie dem Link folgen, werden Sie nach einem Passwort gefragt. Geben Sie hier bitte das Passwort **HQg18DAB** ein.

Mit diesem Passwort können Sie die in diesem Buch inkludierte Datei herunterladen und nutzen. Der Mehrwert dieses Tagebuches übersteigt, wenn man die üblichen Preise für solche Dateien als Maßstab nimmt, locker den Preis dieses Ratgebers. Das Gesparte können Sie ja gerne für weitere Bücher aufwenden. Oder Sie tuen etwas für Sich.

Sollte der Download auf Ihrem Handy oder Tablet nicht möglich sein, dies kann z.B. daran liegen dass Sie eine alte Betriebssystemversion installiert haben, probieren Sie den Download bitte auf einem PC.

Mit Hilfe meiner Tagebuchvorlage können Sie 14 Tage lang Ihre Gedanken zu Papier bringen und das Erlernte verinnerlichen.

Aller Anfang ist schwer und zu Beginn werden Sie ganz schön zu kämpfen haben. Mir ging es genauso. Ein Tagebuch führen will gelernt sein. Doch dann werden Sie die Vorteile schnell herausfinden.

Achten Sie auf sich selbst.

Viel Erfolg bei der Umsetzung wünscht Ihnen

Charlotte Greiffenberg

Ihr Tagebuch für die Zeit des

Wandels

Ihr Körper erlebt in den Wechseljahren viele Veränderungen. Dabei gehen einem oft viele Gedanken durch den Kopf. In Ihrem persönlichen Tagebuch für die Zeit des Wandels können Sie sämtliche Veränderungen im Überblick behalten können und diesen Gedanken Ausdruck verleihen. Sie können Ihre Ängste niederschreiben, um diesen besser entgegenzutreten und schöne Momente und Erinnerungen verewigen, an denen Sie sich immer wieder erfreuen können.

Körperliche Beschwerden

Es ist gut, einen Überblick über Symptome der Wechseljahre und ihren Verlauf zu behalten. So können Sie selbst besser einschätzen, in welcher Phase sie sich befinden und mit ihrem Arzt besprechen, wie Sie etwaigen Beschwerden entgegentreten können. Sie können die folgenden Kürzel nutzen, um Ihr körperliches Befinden zu beschreiben.

B (l/m/s): Blutung; leicht, mittel oder stark
SB: Schmierblutung (bräunlich zähe Blutung)
HW (x): Hitzewallung, wie viele davon am Tag (x)
KS: Kopfschmerzen
US: Unterleibsschmerzen
SP: Spannungsgefühl in der Brust

Meine Gefühle während der Zeit des Wandels

Die Wechseljahre sind sehr komplex. Neben den körperlichen Beschwerden kann Ihr Gefühlsleben eine reine Achterbahn sein. Tragen Sie nun Ihre Gefühle und Gedanken zusammen.

Wie ich mich heute fühle:

Welche Gedanken aus der Vergangenheit, Gegenwart und Zukunft gehen mir gerade durch den Kopf:

Was mich heute traurig macht – Mit wem kann ich darüber sprechen oder was kann ich dagegen tun?

Das hat mich heute besonders gefreut:

Auf diese Dinge der Zukunft freue ich mich:

Gewichtsveränderungen:
Hier können Sie Gewichtsschwankungen notieren und sehen, ob die Wechseljahre ihr gewohntes Gewicht beeinflussen.

Tag 2

Körperliche Beschwerden

Es ist gut, einen Überblick über Symptome der Wechseljahre und ihren Verlauf zu behalten. So können Sie selbst besser einschätzen, in welcher Phase sie sich befinden und mit ihrem Arzt besprechen, wie Sie etwaigen Beschwerden entgegentreten können. Sie können die folgenden Kürzel nutzen, um Ihr körperliches Befinden zu beschreiben.

B (l/m/s): Blutung; leicht, mittel oder stark
SB: Schmierblutung (bräunlich zähe Blutung)
HW (x): Hitzewallung, wie viele davon am Tag (x)
KS: Kopfschmerzen
US: Unterleibsschmerzen
SP: Spannungsgefühl in der Brust

Meine Gefühle während der Zeit des Wandels

Die Wechseljahre sind sehr komplex. Neben den körperlichen Beschwerden kann Ihr Gefühlsleben eine reine Achterbahn sein. Tragen Sie nun Ihre Gefühle und Gedanken zusammen.

Wie ich mich heute fühle:

Welche Gedanken aus der Vergangenheit, Gegenwart und Zukunft gehen mir gerade durch den Kopf:

Was mich heute traurig macht – Mit wem kann ich darüber sprechen oder was kann ich dagegen tun?

Das hat mich heute besonders gefreut:

Auf diese Dinge der Zukunft freue ich mich:

Gewichtsveränderungen:
Hier können Sie Gewichtsschwankungen notieren und sehen, ob die Wechseljahre ihr gewohntes Gewicht beeinflussen.

Körperliche Beschwerden

Es ist gut, einen Überblick über Symptome der Wechseljahre und ihren Verlauf zu behalten. So können Sie selbst besser einschätzen, in welcher Phase sie sich befinden und mit ihrem Arzt besprechen, wie Sie etwaigen Beschwerden entgegentreten können. Sie können die folgenden Kürzel nutzen, um Ihr körperliches Befinden zu beschreiben.

B (l/m/s): Blutung; leicht, mittel oder stark
SB: Schmierblutung (bräunlich zähe Blutung)
HW (x): Hitzewallung, wie viele davon am Tag (x)
KS: Kopfschmerzen
US: Unterleibsschmerzen
SP: Spannungsgefühl in der Brust

Meine Gefühle während der Zeit des Wandels

Die Wechseljahre sind sehr komplex. Neben den körperlichen Beschwerden kann Ihr Gefühlsleben eine reine Achterbahn sein. Tragen Sie nun Ihre Gefühle und Gedanken zusammen.

Wie ich mich heute fühle:

Welche Gedanken aus der Vergangenheit, Gegenwart und Zukunft gehen mir gerade durch den Kopf:

Was mich heute traurig macht – Mit wem kann ich darüber sprechen oder was kann ich dagegen tun?

Das hat mich heute besonders gefreut:

Auf diese Dinge der Zukunft freue ich mich:

Gewichtsveränderungen:
Hier können Sie Gewichtsschwankungen notieren und sehen, ob die Wechseljahre ihr gewohntes Gewicht beeinflussen.

Tag 4

Körperliche Beschwerden

Es ist gut, einen Überblick über Symptome der Wechseljahre und ihren Verlauf zu behalten. So können Sie selbst besser einschätzen, in welcher Phase sie sich befinden und mit ihrem Arzt besprechen, wie Sie etwaigen Beschwerden entgegentreten können. Sie können die folgenden Kürzel nutzen, um Ihr körperliches Befinden zu beschreiben.

B (l/m/s): Blutung; leicht, mittel oder stark
SB: Schmierblutung (bräunlich zähe Blutung)
HW (x): Hitzewallung, wie viele davon am Tag (x)
KS: Kopfschmerzen
US: Unterleibsschmerzen
SP: Spannungsgefühl in der Brust

Meine Gefühle während der Zeit des Wandels

Die Wechseljahre sind sehr komplex. Neben den körperlichen Beschwerden kann Ihr Gefühlsleben eine reine Achterbahn sein. Tragen Sie nun Ihre Gefühle und Gedanken zusammen.

Wie ich mich heute fühle:

Welche Gedanken aus der Vergangenheit, Gegenwart und Zukunft gehen mir gerade durch den Kopf:

Was mich heute traurig macht – Mit wem kann ich darüber sprechen oder was kann ich dagegen tun?

Das hat mich heute besonders gefreut:

Auf diese Dinge der Zukunft freue ich mich:

Gewichtsveränderungen:
Hier können Sie Gewichtsschwankungen notieren und sehen, ob die Wechseljahre ihr gewohntes Gewicht beeinflussen.

Körperliche Beschwerden

Es ist gut, einen Überblick über Symptome der Wechseljahre und ihren Verlauf zu behalten. So können Sie selbst besser einschätzen, in welcher Phase sie sich befinden und mit ihrem Arzt besprechen, wie Sie etwaigen Beschwerden entgegentreten können. Sie können die folgenden Kürzel nutzen, um Ihr körperliches Befinden zu beschreiben.

B (l/m/s): Blutung; leicht, mittel oder stark
SB: Schmierblutung (bräunlich zähe Blutung)
HW (x): Hitzewallung, wie viele davon am Tag (x)
KS: Kopfschmerzen
US: Unterleibsschmerzen
SP: Spannungsgefühl in der Brust

Meine Gefühle während der Zeit des Wandels

Die Wechseljahre sind sehr komplex. Neben den körperlichen Beschwerden kann Ihr Gefühlsleben eine reine Achterbahn sein. Tragen Sie nun Ihre Gefühle und Gedanken zusammen.

Wie ich mich heute fühle:

Welche Gedanken aus der Vergangenheit, Gegenwart und Zukunft gehen mir gerade durch den Kopf:

Was mich heute traurig macht – Mit wem kann ich darüber sprechen oder was kann ich dagegen tun?

Das hat mich heute besonders gefreut:

Auf diese Dinge der Zukunft freue ich mich:

Gewichtsveränderungen:
Hier können Sie Gewichtsschwankungen notieren und sehen, ob die Wechseljahre ihr gewohntes Gewicht beeinflussen.

Tag 6

Körperliche Beschwerden

Es ist gut, einen Überblick über Symptome der Wechseljahre und ihren Verlauf zu behalten. So können Sie selbst besser einschätzen, in welcher Phase sie sich befinden und mit ihrem Arzt besprechen, wie Sie etwaigen Beschwerden entgegentreten können. Sie können die folgenden Kürzel nutzen, um Ihr körperliches Befinden zu beschreiben.

B (l/m/s): Blutung; leicht, mittel oder stark
SB: Schmierblutung (bräunlich zähe Blutung)
HW (x): Hitzewallung, wie viele davon am Tag (x)
KS: Kopfschmerzen
US: Unterleibsschmerzen
SP: Spannungsgefühl in der Brust

Meine Gefühle während der Zeit des Wandels

Die Wechseljahre sind sehr komplex. Neben den körperlichen Beschwerden kann Ihr Gefühlsleben eine reine Achterbahn sein. Tragen Sie nun Ihre Gefühle und Gedanken zusammen.

Wie ich mich heute fühle:

Welche Gedanken aus der Vergangenheit, Gegenwart und Zukunft gehen mir gerade durch den Kopf:

Was mich heute traurig macht – Mit wem kann ich darüber sprechen oder was kann ich dagegen tun?

Das hat mich heute besonders gefreut:

Auf diese Dinge der Zukunft freue ich mich:

Gewichtsveränderungen:
Hier können Sie Gewichtsschwankungen notieren und sehen, ob die Wechseljahre ihr gewohntes Gewicht beeinflussen.

Tag 7

Körperliche Beschwerden

Es ist gut, einen Überblick über Symptome der Wechseljahre und ihren Verlauf zu behalten. So können Sie selbst besser einschätzen, in welcher Phase sie sich befinden und mit ihrem Arzt besprechen, wie Sie etwaigen Beschwerden entgegentreten können. Sie können die folgenden Kürzel nutzen, um Ihr körperliches Befinden zu beschreiben.

B (l/m/s): Blutung; leicht, mittel oder stark
SB: Schmierblutung (bräunlich zähe Blutung)
HW (x): Hitzewallung, wie viele davon am Tag (x)
KS: Kopfschmerzen
US: Unterleibsschmerzen
SP: Spannungsgefühl in der Brust

Meine Gefühle während der Zeit des Wandels

Die Wechseljahre sind sehr komplex. Neben den körperlichen Beschwerden kann Ihr Gefühlsleben eine reine Achterbahn sein. Tragen Sie nun Ihre Gefühle und Gedanken zusammen.

Wie ich mich heute fühle:

Welche Gedanken aus der Vergangenheit, Gegenwart und Zukunft gehen mir gerade durch den Kopf:

Was mich heute traurig macht – Mit wem kann ich darüber sprechen oder was kann ich dagegen tun?

Das hat mich heute besonders gefreut:

Auf diese Dinge der Zukunft freue ich mich:

Gewichtsveränderungen:
Hier können Sie Gewichtsschwankungen notieren und sehen, ob die Wechseljahre ihr gewohntes Gewicht beeinflussen.

Tag 8

Körperliche Beschwerden

Es ist gut, einen Überblick über Symptome der Wechseljahre und ihren Verlauf zu behalten. So können Sie selbst besser einschätzen, in welcher Phase sie sich befinden und mit ihrem Arzt besprechen, wie Sie etwaigen Beschwerden entgegentreten können. Sie können die folgenden Kürzel nutzen, um Ihr körperliches Befinden zu beschreiben.

B (l/m/s): Blutung; leicht, mittel oder stark
SB: Schmierblutung (bräunlich zähe Blutung)
HW (x): Hitzewallung, wie viele davon am Tag (x)
KS: Kopfschmerzen
US: Unterleibsschmerzen
SP: Spannungsgefühl in der Brust

Meine Gefühle während der Zeit des Wandels

Die Wechseljahre sind sehr komplex. Neben den körperlichen Beschwerden kann Ihr Gefühlsleben eine reine Achterbahn sein. Tragen Sie nun Ihre Gefühle und Gedanken zusammen.

Wie ich mich heute fühle:

Welche Gedanken aus der Vergangenheit, Gegenwart und Zukunft gehen mir gerade durch den Kopf:

Was mich heute traurig macht – Mit wem kann ich darüber sprechen oder was kann ich dagegen tun?

Das hat mich heute besonders gefreut:

Auf diese Dinge der Zukunft freue ich mich:

Gewichtsveränderungen:
Hier können Sie Gewichtsschwankungen notieren und sehen, ob die Wechseljahre ihr gewohntes Gewicht beeinflussen.

Körperliche Beschwerden

Es ist gut, einen Überblick über Symptome der Wechseljahre und ihren Verlauf zu behalten. So können Sie selbst besser einschätzen, in welcher Phase sie sich befinden und mit ihrem Arzt besprechen, wie Sie etwaigen Beschwerden entgegentreten können. Sie können die folgenden Kürzel nutzen, um Ihr körperliches Befinden zu beschreiben.

B (l/m/s): Blutung; leicht, mittel oder stark
SB: Schmierblutung (bräunlich zähe Blutung)
HW (x): Hitzewallung, wie viele davon am Tag (x)
KS: Kopfschmerzen
US: Unterleibsschmerzen
SP: Spannungsgefühl in der Brust

Meine Gefühle während der Zeit des Wandels

Die Wechseljahre sind sehr komplex. Neben den körperlichen Beschwerden kann Ihr Gefühlsleben eine reine Achterbahn sein. Tragen Sie nun Ihre Gefühle und Gedanken zusammen.

Wie ich mich heute fühle:

Welche Gedanken aus der Vergangenheit, Gegenwart und Zukunft gehen mir gerade durch den Kopf:

Was mich heute traurig macht – Mit wem kann ich darüber sprechen oder was kann ich dagegen tun?

Das hat mich heute besonders gefreut:

Auf diese Dinge der Zukunft freue ich mich:

Gewichtsveränderungen:
Hier können Sie Gewichtsschwankungen notieren und sehen, ob die Wechseljahre ihr gewohntes Gewicht beeinflussen.

Tag 10

Körperliche Beschwerden

Es ist gut, einen Überblick über Symptome der Wechseljahre und ihren Verlauf zu behalten. So können Sie selbst besser einschätzen, in welcher Phase sie sich befinden und mit ihrem Arzt besprechen, wie Sie etwaigen Beschwerden entgegentreten können. Sie können die folgenden Kürzel nutzen, um Ihr körperliches Befinden zu beschreiben.

B (l/m/s): Blutung; leicht, mittel oder stark
SB: Schmierblutung (bräunlich zähe Blutung)
HW (x): Hitzewallung, wie viele davon am Tag (x)
KS: Kopfschmerzen
US: Unterleibsschmerzen
SP: Spannungsgefühl in der Brust

Meine Gefühle während der Zeit des Wandels

Die Wechseljahre sind sehr komplex. Neben den körperlichen Beschwerden kann Ihr Gefühlsleben eine reine Achterbahn sein. Tragen Sie nun Ihre Gefühle und Gedanken zusammen.

Wie ich mich heute fühle:

Welche Gedanken aus der Vergangenheit, Gegenwart und Zukunft gehen mir gerade durch den Kopf:

Was mich heute traurig macht – Mit wem kann ich darüber sprechen oder was kann ich dagegen tun?

Das hat mich heute besonders gefreut:

Auf diese Dinge der Zukunft freue ich mich:

Gewichtsveränderungen:
Hier können Sie Gewichtsschwankungen notieren und sehen, ob die Wechseljahre ihr gewohntes Gewicht beeinflussen.

Tag 11

Körperliche Beschwerden

Es ist gut, einen Überblick über Symptome der Wechseljahre und ihren Verlauf zu behalten. So können Sie selbst besser einschätzen, in welcher Phase sie sich befinden und mit ihrem Arzt besprechen, wie Sie etwaigen Beschwerden entgegentreten können. Sie können die folgenden Kürzel nutzen, um Ihr körperliches Befinden zu beschreiben.

B (l/m/s): Blutung; leicht, mittel oder stark
SB: Schmierblutung (bräunlich zähe Blutung)
HW (x): Hitzewallung, wie viele davon am Tag (x)
KS: Kopfschmerzen
US: Unterleibsschmerzen
SP: Spannungsgefühl in der Brust

Meine Gefühle während der Zeit des Wandels

Die Wechseljahre sind sehr komplex. Neben den körperlichen Beschwerden kann Ihr Gefühlsleben eine reine Achterbahn sein. Tragen Sie nun Ihre Gefühle und Gedanken zusammen.

Wie ich mich heute fühle:

Welche Gedanken aus der Vergangenheit, Gegenwart und Zukunft gehen mir gerade durch den Kopf:

Was mich heute traurig macht – Mit wem kann ich darüber sprechen oder was kann ich dagegen tun?

Das hat mich heute besonders gefreut:

Auf diese Dinge der Zukunft freue ich mich:

Gewichtsveränderungen:
Hier können Sie Gewichtsschwankungen notieren und sehen, ob die Wechseljahre ihr gewohntes Gewicht beeinflussen.

Tag 12

Körperliche Beschwerden

Es ist gut, einen Überblick über Symptome der Wechseljahre und ihren Verlauf zu behalten. So können Sie selbst besser einschätzen, in welcher Phase sie sich befinden und mit ihrem Arzt besprechen, wie Sie etwaigen Beschwerden entgegentreten können. Sie können die folgenden Kürzel nutzen, um Ihr körperliches Befinden zu beschreiben.

B (l/m/s): Blutung; leicht, mittel oder stark
SB: Schmierblutung (bräunlich zähe Blutung)
HW (x): Hitzewallung, wie viele davon am Tag (x)
KS: Kopfschmerzen
US: Unterleibsschmerzen
SP: Spannungsgefühl in der Brust

Meine Gefühle während der Zeit des Wandels

Die Wechseljahre sind sehr komplex. Neben den körperlichen Beschwerden kann Ihr Gefühlsleben eine reine Achterbahn sein. Tragen Sie nun Ihre Gefühle und Gedanken zusammen.

Wie ich mich heute fühle:

Welche Gedanken aus der Vergangenheit, Gegenwart und Zukunft gehen mir gerade durch den Kopf:

Was mich heute traurig macht – Mit wem kann ich darüber sprechen oder was kann ich dagegen tun?

Das hat mich heute besonders gefreut:

Auf diese Dinge der Zukunft freue ich mich:

Gewichtsveränderungen:
Hier können Sie Gewichtsschwankungen notieren und sehen, ob die Wechseljahre ihr gewohntes Gewicht beeinflussen.

Tag 13

Körperliche Beschwerden

Es ist gut, einen Überblick über Symptome der Wechseljahre und ihren Verlauf zu behalten. So können Sie selbst besser einschätzen, in welcher Phase sie sich befinden und mit ihrem Arzt besprechen, wie Sie etwaigen Beschwerden entgegentreten können. Sie können die folgenden Kürzel nutzen, um Ihr körperliches Befinden zu beschreiben.

B (l/m/s): Blutung; leicht, mittel oder stark
SB: Schmierblutung (bräunlich zähe Blutung)
HW (x): Hitzewallung, wie viele davon am Tag (x)
KS: Kopfschmerzen
US: Unterleibsschmerzen
SP: Spannungsgefühl in der Brust

Meine Gefühle während der Zeit des Wandels

Die Wechseljahre sind sehr komplex. Neben den körperlichen Beschwerden kann Ihr Gefühlsleben eine reine Achterbahn sein. Tragen Sie nun Ihre Gefühle und Gedanken zusammen.

Wie ich mich heute fühle:

Welche Gedanken aus der Vergangenheit, Gegenwart und Zukunft gehen mir gerade durch den Kopf:

Was mich heute traurig macht – Mit wem kann ich darüber sprechen oder was kann ich dagegen tun?

Das hat mich heute besonders gefreut:

Auf diese Dinge der Zukunft freue ich mich:

Gewichtsveränderungen:
Hier können Sie Gewichtsschwankungen notieren und sehen, ob die
Wechseljahre ihr gewohntes Gewicht beeinflussen.

Tag 14

Körperliche Beschwerden

Es ist gut, einen Überblick über Symptome der Wechseljahre und ihren Verlauf zu behalten. So können Sie selbst besser einschätzen, in welcher Phase sie sich befinden und mit ihrem Arzt besprechen, wie Sie etwaigen Beschwerden entgegentreten können. Sie können die folgenden Kürzel nutzen, um Ihr körperliches Befinden zu beschreiben.

B (l/m/s): Blutung; leicht, mittel oder stark
SB: Schmierblutung (bräunlich zähe Blutung)
HW (x): Hitzewallung, wie viele davon am Tag (x)
KS: Kopfschmerzen
US: Unterleibsschmerzen
SP: Spannungsgefühl in der Brust

Meine Gefühle während der Zeit des Wandels

Die Wechseljahre sind sehr komplex. Neben den körperlichen Beschwerden kann Ihr Gefühlsleben eine reine Achterbahn sein. Tragen Sie nun Ihre Gefühle und Gedanken zusammen.

Wie ich mich heute fühle:

Welche Gedanken aus der Vergangenheit, Gegenwart und Zukunft gehen mir gerade durch den Kopf:

Was mich heute traurig macht – Mit wem kann ich darüber sprechen oder was kann ich dagegen tun?

Das hat mich heute besonders gefreut:

Auf diese Dinge der Zukunft freue ich mich:

Gewichtsveränderungen:
Hier können Sie Gewichtsschwankungen notieren und sehen, ob die Wechseljahre ihr gewohntes Gewicht beeinflussen.

Weiterführende Literatur und Produktempfehlungen

Ich könnte schreiben und schreiben und schreiben…
Gibt`s doch so viel zu erzählen, so viele Tipps und Tricks…

Eine Methode, auf die ich an dieser Stelle unbedingt noch hinweisen möchte, ist das **Hormon-Yoga** nach Dinah Rodrigues.
Mithilfe von Hormon-Yoga können Sie ganz gezielt Organe und Drüsen aktivieren und so Ihren Hormonhaushalt auf natürliche Art aktivieren.
In Verbindung mit den Tipps, Tricks und Handlungsanweisungen, die ich Ihnen in diesen Buch gegeben habe, können Sie ihren Hormonhaushalt nochmal ordentlich in Schwung bringen und die Wirkung der einzelnen Komponenten potenzieren.
Ich kann Ihnen das Buch von **Dinah Rodrigues**, als Standardwerk im Bereich Hormonyoga, wärmstens empfehlen.
Sie finden es in jeder gut sortierten Buchhandlung oder bei Amazon.
Gerne können Sie diesen Amazon-Link nutzen: **Hormon-Yoga: Das Standardwerk zur hormonellen Balance in den Wechseljahren** **https://amzn.to/2PCITTA** [Werbung]
Nachdem Sie das Buch durchgearbeitet haben, werden Sie diese Form des Yoga erlernen können.

Zudem gibt es viele lehrreiche DVDs zum Thema. Auch hier empfehle ich Ihnen einen Gang in die Buchhandlung oder die Recherche bei Amazon.

Produktempfehlungen:

Die folgenden Produkte kann ich Ihnen guten Gewissens empfehlen. Ich habe die Links bewusst nicht den Rezepten beigefügt, um den Lesefluss nicht zu stören.
Ich hoffe, das war o.k. so.
Sie benötigen die Produkte nicht, um sich eine schöne Mahlzeit aus dem Rezepte-Teil zuzubereiten, es handelt sich hierbei um eine reine Empfehlung.
Bitte beachten Sie hierzu auch den Affiliate Link Hinweis.

- Feine Bio-Kakaonips zum fairen Preis finden Sie unter anderem hier: **Sevenhills Wholefoods Roh Kakaobohnen Bio 500g** Link zu Amazon.de: **https://amzn.to/2NTUpMF**
- Wer den Kokoszucker mal als Alternative zum handelsüblichen Zucker probieren möchte, kann unter anderem hier zuschlagen: **Wohltuer Bio Kokosblütenzucker 2000g** Link zu Amazon.de: **amzn.to/2QJuAxp**
- Wer wissen möchte, welche Auswirkungen Industriezucker auf den menschlichen Körper haben kann, dem kann ich folgenden Ratgeber bei Amazon empfehlen: **Zucker: Was er wirklich mit uns anstellt und wie Sie Schritt für Schritt davon loskommen** Link zu Amazon.de: **https://amzn.to/2JDXcDB**
- Ich nutze gerne eine Silikon-Brotbackform wie diese hier: **Lurch 85000 FlexiForm Kasten 25 cm braun** Link zu Amazon.de: **amzn.to/2QKj311**
- Unter anderem finden Sie hier die schmackhaften Gojibeeren zum guten Preis und in Bioqualität: **Sevenhills Wholefoods Roh Goji Beeren Bio 1kg** Link zu Amazon.de: **amzn.to/2zovicW**

- Wer den Matcha Tee als Alternative zum herkömmlichen Grüntee testen möchte, kann mal hier vorbei schauen: **Bio Matcha-Tee Pulver 100g** Link zu Amazon.de: **amzn.to/2Rn2Yyk**
- Wer gerne ein Gewürzsieb sein Eigen nennen möchte kann unter anderem hier zuschlagen: **Weis 14408 Gewürzsieb, Edelstahl** Link zu Amazon.de: **amzn.to/2NBI3JV**
- Bei Amazon habe ich diesen Spiralschneider gefunden und bin damit bis jetzt sehr zufrieden. Zudem gibt's noch ein Kochbuch als Download dazu mit weiteren Rezepten rund um den Spiralschneider. **Freegreen Premium Spiralschneider - Inklusive E-Kochbuch 'Das Spiralschneider-Kochbuch'** Link zu Amazon.de: **amzn.to/2R3HIxE**
- Kokosöl finden Sie in jedem Reformhaus und sogar im gut sortierten Discounter um die Ecke. Wer's bequem mag kann auch bei Amazon schauen. Dieses hier z.B. habe ich dort für Sie entdeckt: **Bio Kokosöl CocoNativo - 1000mL** Link zu Amazon.de: **amzn.to/2Dx8c85**
- Tolle Düfte für jede Situation gibt`s in jedem guten Reformhaus oder bei Amazon. Dieses Set ist für den Einstieg gut geeignet. Düfte sind aber immer Geschmackssache. **Lagunamoon ätherische öle set** Link zu Amazon.de: **https://amzn.to/2PKyQvC**
- Einen guten Ratgeber zum Thema Achtsamkeit und Selbstliebe gibt`s, als Taschenbuch oder Ebook, exklusiv bei Amazon. In "Liebe dich selbst – Wie Sie Achtsamkeit erlernen und Selbstliebe erlangen" erhalten Sie einen guten Überblick zum Thema. Die Tagebücher laden zur Reflextion ein. **Liebe dich selbst!: Wie Sie Achtsamkeit erlernen & Selbstliebe erlangen können.** Link zu Amazon.de: **amzn.to/2owUCai**

Alle Produktempfehlungen, Videos und noch vieles vieles mehr finden Sie auch, super schön aufbereitet, auf der Internetseite

https://digitalebuecherecke.com/meine-wechseljahre

Schauen Sie doch einfach mal vorbei, es lohnt sich!

[Werbung]

Feedback

Liebe Leserinnen,

mein Ratgeber ist nun am Ende angelangt und ich hoffe, dass Sie viel gelernt und umgesetzt haben.

Falls Ihnen der Ratgeber gefallen hat, würde ich mich über eine **Bewertung** auf **Amazon** sehr freuen!

Eine, hoffentlich positive Bewertung, hilft mir, mein Buch für andere Frauen erst richtig sichtbar zu machen.

Danke im Namen aller Frauen!

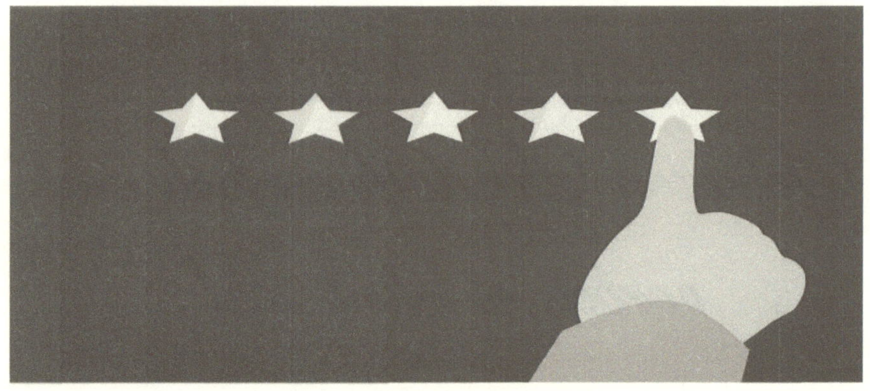

Vielen Dank dass Sie mir Ihre Aufmerksamkeit geschenkt haben.

Haftungsausschluss

Die in diesem Buch dargestellten Inhalte dienen ausschließlich der neutralen Information und allgemeinen Weiterbildung. Die Inhalte wurden mit größtmöglicher Sorgfalt recherchiert und ausgearbeitet und stellen den aktuellen Stand der Wissenschaft zum Zeitpunkt der Erstellung, des Drucks bzw. Verlegung dar. Herausgeber und Autor übernehmen jedoch keine Gewähr für die Richtigkeit, Vollständigkeit und Aktualität der bereitgestellten Inhalte in diesem Werk. Das Werk erhebt weder einen Anspruch auf Vollständigkeit noch kann die Aktualität, Richtigkeit und Ausgewogenheit der dargebotenen Information garantiert werden.

Das Werk ersetzt in keinem Falle eine fundierte Beratung, Diagnose oder Behandlung durch einen Arzt, Apotheker oder anderen zur Heilkunde zugelassenen Experten. Die in diesem Buch beschriebenen Inhalte stellen daher auch keine Empfehlung oder Bewerbung der beschriebenen oder erwähnten diagnostischen Methoden, Behandlungen, Arznei- und Lebensmittel dar.
Auch dürfen sie nicht als Grundlage zur eigenständigen Diagnose und Beginn, Änderung oder Beendigung einer Behandlung von Krankheiten verwendet werden. In keinem Fall geben Autor und Herausgeber ein medizinisches oder gesundheitliches Heilversprechen ab. **Alle Angaben in diesem Buch erfolgen daher ohne Gewährleistung oder Garantie seitens des Autors oder des Verlages. Eine Haftung des Autors bzw. des Verlages und seiner Beauftragten für Personen-, Sach- und Vermögensschäden ist daher ausgeschlossen.**

Konsultieren Sie daher bei allen medizinischen und gesundheitlichen Fragen oder Beschwerden immer den Arzt Ihres Vertrauens!

Herausgeber und Autor übernehmen keine Haftung für Unannehmlichkeiten oder Schäden, die sich aus der Anwendung der hier dargestellten Information ergeben.

Affiliate Link Hinweis

Sehr geehrte Leserinnen,

Sie haben es vielleicht bemerkt… Von Zeit zu Zeit habe ich in diesem Buch auf, meiner Meinung nach, gute Produkte hingewiesen. Diese Produkte habe ich mit „[Werbung]" gekennzeichnet.

Ich bin im Partnerprogramm von Amazon und erhalte für die Vermittlung von Produkten eine kleine Provision.

Für Sie als Leserin hat dies keinerlei Auswirkungen. Es entstehen keine Mehrkosten für Sie.

Ich möchte explizit darauf hinweisen, dass es sich hierbei um reine Empfehlungen handelt, die sich aus meiner eigenen Erfahrung ergeben haben.

Kein Rezept in diesem Buch ist abhängig vom Produkt, dass ich Ihnen empfohlen habe.

Sie sind nicht verpflichtet, diese Produkte bei Amazon zu erwerben.

Bitte klicken Sie auf keinen der angegebenen Links, wenn Sie mit der hier dargestellten und praktizierten Vorgehensweise NICHT einverstanden sind.

Beim Klick auf Affiliatelinks/Werbelinks von Amazon gelangen Sie zu Amazon und dort gelten die Geschäftsbedingungen und die Richtlinien zur Datenverarbeitung von Amazon.

Weitere Informationen zur Datennutzung durch Amazon erhalten Sie in der Datenschutzerklärung von Amazon.

Ich hoffe, dass Sie die kleinen Hinweise beim lesen dieses Ratgebers nicht beeinträchtigt haben.

Falls doch bitte ich vielmals um Verzeihung.

Impressum

Charlotte Greiffenberg - Alle Rechte vorbehalten.

1.Auflage 2018

Alle Texte, Teile der Texte und die weiteren schöpferischen Teile des Buches sind urheberrechtlich geschützt. Das Kopieren der Inhalte, das Digitalisieren des Buches und die Verfremdung stellen bereits eine urheberrechtliche Vervielfältigung dar.

Verstöße gegen das Urheberrecht sowie jegliche Bearbeitung der erwähnten Elemente sind nur mit ausdrücklicher Zustimmung des Autors oder des Verlegers zulässig. Jegliche Zuwiderhandlung wird strafrechtlich verfolgt! Die Rechte des hier dargestellten Buches liegen bei Autor und Herausgeber.

Copyright ©

Herausgeber: Daniel Reinert, Rostocker Straße 31, 66121 Saarbrücken

danreisaa (@) mailbox (.) org

Covergestaltung: Daniel Reinert

Coverfoto: pixabay.com

Bilder: pixabay.com

Lektorat: Vielen lieben Dank an Luna für die Unterstützung beim Verfassen und Korrekturlesen.

Druckpartner: Amazon Media EU S.à.r.l., 5 Rue Plaetis, L-2338, Luxembourg

Quellenverzeichnis

www.ugb.de

www.apotheken-umschau.de

www.netdoktor.de

www.mylife.de

www.frauenaerzte-im-netz.de

www.chefkoch.de

www.lecker.de

www.kochbar.de

www.eatsmart.de

www.kochen-und-trinken.de

www.pixabay.com